Dados Internacionais de Catalogação na Publicação (CIP)
(Câmara Brasileira do Livro, SP, Brasil)

Campignion, Philippe
  Respir-Ações / Philippe Campignion ; ilustração Godelieve Denys-Struyf [tradução Lucia Campello Hahn]. - São Paulo: Summus, 1998.

  Título original: Respir-Actions.
  ISBN 978-85-323-0664-7

  1. Diafragma. 2. Músculos respiratórios. 3. Respiração. 4. Respiração - Exercícios - Uso terapêutico. I. Denys-Struyf, Godelieve. II. Título.

98-0974
CDD-612.2
NLM-WF 102

Índice para catálogo sistemático:
1. Respiração: Fisiologia humana: Ciências médicas    612.2

www.summus.com.br

Compre em lugar de fotocopiar.
Cada real que você dá por um livro recompensa seus autores
e os convida a produzir mais sobre o tema;
incentiva seus editores a encomendar, traduzir e publicar
outras obras sobre o assunto;
e paga aos livreiros por estocar e levar até você livros
para a sua informação e o seu entretenimento.
Cada real que você dá pela fotocópia não autorizada de um livro
financia o crime
e ajuda a matar a produção intelectual de seu país.

# RESPIR-AÇÕES

## A RESPIRAÇÃO PARA UMA VIDA SAUDÁVEL

### Philippe Campignion

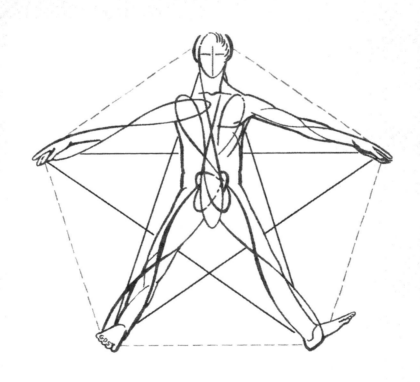

summus editorial

*Do original em língua francesa*
*RESPIR-ACTIONS*
*Les chaînes musculaires et articulaires G.D.S.*
Copyright © 1996 by Philippe Campignion
Direitos desta tradução reservados por Summus Editorial

Tradução e revisão técnica: **Lucia Campello Hahn**
Capa: **Nelson Mielnik**

Atenção: as manobras propostas neste livro deverão ser executadas por profissionais especializados. O livro não pretende substituir o profissional, médico ou fisioterapeuta, que deve sempre ser consultado em caso de necessidade.

*Proibida a reprodução total ou parcial deste livro, por qualquer meio e sistema, sem o prévio consentimento da Editora.*

**Summus Editorial**
Departamento editorial
Rua Itapicuru, 613 – 7º andar
05006-000 – São Paulo – SP
Fone: (11) 3872-3322
Fax: (11) 3872-7476
http://www.summus.com.br
e-mail: summus@summus.com.br

Atendimento ao consumidor
Summus Editorial
Fone: (11) 3865-9890

Vendas por atacado
Fone: (11) 3873-8638
Fax: (11) 3872-7476
e-mail: vendas@summus.com.br

Impresso no Brasil

# SUMÁRIO

*Prefácio à edição brasileira* ............................................................................................ 7
*Apresentação – Godelieve Denys-Struyf* ........................................................................ 9
*Agradecimentos* ............................................................................................................. 10
*Introdução* ..................................................................................................................... 11

**Capítulo 1 – Quais são os músculos que nos permitem respirar?**
O diafragma: Referências anatômicas e descrição dos elos que solidarizam o
diafragma com os conteúdos abdominal e torácico, e também com a estrutura
óssea, ligando a respiração à estática vertebral .......................................................... 13
O diafragma: Descrição anatômica e ligações aponevróticas ..................................... 13
O diafragma: Relações e elos com os elementos torácicos ......................................... 17
O diafragma: Relações e elos com os órgãos abdominais .......................................... 23
O diafragma: Sua ação sobre a estática vertebral ....................................................... 24
Conclusão do capítulo 1 .............................................................................................. 28

**Capítulo 2 – Como respiramos? Respiração e estática estão inegavelmente
ligadas. O diafragma, ator principal da respiração, depende da estática. Ele
age também no empilhamento vertebral correto.** ................................................... 29
Leque dos equilíbrios do corpo no plano sagital ........................................................ 30
Mecanismo do autocrescimento reflexo ..................................................................... 33
    Músculos de ereção vertebral reflexa ................................................................... 33
    Ereção vertebral reflexa ......................................................................................... 40
Os mecanismos da respiração natural ........................................................................ 42
    A respiração adinâmica ......................................................................................... 42
    A respiração forçada de tipo adinâmico .............................................................. 43
    A respiração dinâmica .......................................................................................... 44
        Inspiração de tipo dinâmico ........................................................................... 44
        A fase expiratória na respiração de tipo dinâmico ........................................ 46
    A respiração forçada ............................................................................................. 47
    A respiração para reeducar .................................................................................. 51
Conclusão do capítulo 2 .............................................................................................. 52

**Capítulo 3 – Os efeitos da respiração sobre as outras partes do corpo.
Influência da atividade diafragmática sobre as pressões intratorácica e
intra-abdominal** ........................................................................................................... 53

| | |
|---|---:|
| Influência da atividade diafragmática sobre as vísceras abdominais | 54 |
| Relações entre o diafragma torácico e os outros diafragmas | 55 |
|     O diafragma pélvico | 55 |
|     O diafragma faringiano | 59 |
|     O diafragma craniano | 60 |

## Capítulo 4 – Respiramos todos do mesmo modo? ............ 63

| | |
|---|---:|
| Influência da tipologia sobre o mecanismo da respiração | 63 |
| Tórax bloqueado em posição inspiratória | 66 |
|     Características morfológicas gerais | 66 |
|     Influência sobre a fisiologia torácia e as funções que dependem da atividade diafragmática | 70 |
| Tórax com grande diâmetro anteroposterior | 72 |
|     Características morfológicas gerais | 72 |
|     Influência sobre a fisiologia torácica e as funções que dependem da atividade diafragmática | 77 |
| Tórax paradoxal com pequeno diâmetro anteroposterior e com grande diâmetro lateral | 83 |
|     Características morfológicas gerais | 83 |
|     Influência sobre a fisiologia torácica e as funções que dependem da atividade diafragmática | 84 |
| Tórax bloqueado em expiração ou tórax de pequenos diâmetros | 87 |
|     Características morfológicas gerais | 87 |
|     Influência sobre a fisiologia torácica e as funções que dependem da atividade diafragmática | 90 |
| Tórax astênico | 96 |
|     Características morfológicas gerais | 96 |
|     Influência sobre a fisiologia torácica e as funções que dependem da atividade diafragmática | 98 |

## Capítulo 5 – E eu, como respiro? ............ 103

| | |
|---|---:|
| Como tomar consciência do próprio modo respiratório? | 103 |

## Capítulo 6 – Como fazer para respirar melhor ............ 111

| | |
|---|---:|
| Esclarecimentos finais | 111 |
| Liberação de um tórax bloqueado em posição inspiratória | 113 |
| Liberação de um tórax com grande diâmetro anteroposterior | 118 |
| Refuncionalização de um tórax de tipo paradoxal | 126 |
| Liberação de um tórax bloqueado em expiração | 131 |
| Reestruturação de um tórax astênico | 137 |
| Conclusão | 142 |

# PREFÁCIO
# À EDIÇÃO BRASILEIRA

Este não é mais outro livro sobre anatomia descritiva ou fisiologia do aparelho respiratório. Philippe Campignion é figura de destaque na confraria dos biomecanicistas europeus e herdeiro direto de algumas das influências mais interessantes da história recente da cinesioterapia.

Fisioterapeuta com formação clássica, mezierista como primeira orientação, e, finalmente, discípulo e representante autorizado das Cadeias Musculares de Godelieve Denys-Struyf, o autor reúne neste livro várias das qualidades e contribuições originais do pensamento desta última, associadas aos resultados de sua prática de anatomista apaixonado e terapeuta globalista.

C.S. Sherrington, nos seus trabalhos de neurofisiologia, concluía, já em 1907, que todo o corpo humano se prepara antes de executar cada movimento e que o movimento serve para integrar os seus diferentes elementos. Em suas próprias palavras, "a antecipação postural global de todo o movimento particular é uma função integrativa". Dito ainda de outro modo e pelo mesmo Sherrington, "toda resposta funcional a uma situação interior ou exterior é global e se integra na unidade do ser vivo".

Embora ainda hoje subsistam discussões em torno de alternativas terapêuticas analíticas ou globalistas, é ponto pacífico que os músculos não agem isoladamente mas em conjunto, seja como agonistas, sinergistas ou antagonistas.

O trabalho de Philippe Campignion inclui-se entre as abordagens globalistas do corpo humano, para as quais qualquer modificação num segmento do corpo pode bastar para que o todo se ressinta, em grau variado, dessa alteração.

Ao analisar o funcionamento do aparelho respiratório Philippe Campignion parte do funcionamento ideal (sem entraves) da respiração para, em seguida, descrever diferentes "ações" respiratórias próprias das principais tipologias (psicocomportamentais) humanas.

Estuda os músculos envolvidos na respiração, os principais e os acessórios, seu comportamento na relação de conjunto e na relação com a gravidade, a natureza e localização de suas inserções ósseas, sua ação alternativamente gravitária ou antigravitária, sua importância prioritária na estática ou no movimento, e a importância da organização dos diferentes elementos ósseos e musculares para o melhor rendimento da função respiratória e de outras funções vitais. Cada um dos elementos é compreendido separadamente, sem perder de vista a relação entre sua "forma", ou orientação no espaço, e sua função.

Tudo isto este livro nos oferece com muita clareza, não ficando exclusivamente na função respiratória, mas estendendo-se para suas repercussões sobre outras funções do corpo.

É possível respirar usando mais intensamente tais ou quais músculos, privilegiando mais tempo a contração dos músculos expiratórios ou dos inspiratórios etc. Dependendo da posição das peças ósseas onde tais músculos se inserem, sua ação irá variar mais num sentido ou no outro.

Cada músculo insere-se sobre dois (ou mais) segmentos ósseos. Ao se contrair, tende a aproximar suas inserções, tracionando igualmente cada uma delas e podendo mobilizar cada segmento ósseo relativamente ao outro. Se um dos segmentos apresenta-se mais fixo – e isso ocorre geralmente pela contração estática de outros músculos –, toda a força do músculo dirige-se para o segmento mais móvel. Por essa razão, o vetor que representa a ação desse músculo deve ser colocado no ponto de sua inserção sobre o segmento mais móvel.

Ao descrever a respiração das diferentes tipologias, Philippe Campignion trabalha sempre dentro da noção de uma possível "mudança de ponto fixo", maneira que melhor descreve a ação de certos músculos e explica a variedade de formas do tórax.

Em muitas descrições anatômicas com freqüência deparamos com afirmações definitivas a respeito da ação de um determinado músculo. Penso especificamente em certas declarações categóricas do tipo "o diafragma é lordosante", ou o seu oposto. Neste livro fica "mecanicamente" claro que esse músculo — e o mesmo vale para outros músculos — pode funcionar assim ou assado, de acordo com o "cenário" em que está agindo naquele instante. Ou de acordo com a orientação das peças ósseas que lhe servem de arcabouço para suas inserções.

Chamo a atenção, como exemplo, para o espaço que o autor atribui ao comportamento da fáscia endotorácica, que pode elevar todo o conjunto da caixa torácica ou tracioná-lo para baixo, dependendo da orientação dos segmentos da coluna vertebral.

O livro de Philippe Campignion mantém como referência ações musculares de uma respiração dinâmica ideal, isto é, aquela que ocorre num "cenário" livre de entraves. Ao tratar dos modos respiratórios de algumas das várias tipologias humanas, deixa claro que as suas particularidades não são necessariamente desvios patológicos.

"Tipologia não é defeito." Entretanto, cada uma dessas diferentes tipologias tanto pode funcionar sem problemas como pode avançar na direção de uma patologia, se as suas limitações não forem bem administradas.

É importante que fisioterapeutas, profissionais do esporte e da dança, ou de teatro e canto, compreendam o funcionamento dessas várias tipologias respiratórias, aceitando a variedade de manifestações da forma humana nos seus pontos positivos e nos seus aspectos mais frágeis, sabendo, porém, que estes últimos podem, se não observados, levar a possíveis distúrbios.

Parece-nos que a respiração é tratada nos meios terapêuticos com os cuidados com que se lida com uma espécie de tabu. Talvez por causa de suas indiscutíveis associações com os aspectos emocionais do indivíduo. Entretanto, a respiração é também e essencialmente um fenômeno mecânico. Está ligada aos nossos gestos, ao nosso modo de utilização do aparelho locomotor. Certas escolas que se ocuparam com o "ensino" da respiração, provavelmente já com um modelo prévio, tratavam-na como um exercício. Preencher os pulmões em dois tempos, esvaziar em três tempos, ou, então, realizar uma respiração sobretudo torácica ou sobretudo abdominal etc.

Esses programas de exercícios, sempre com o propósito de "ajudar", podem nos distanciar das referências fundamentais do gesto respiratório, que são mecânicas e naturais, ou do seu conhecimento.

Antes de mais nada, respirar é preencher espaços. Nossa respiração está ineluctavelmente ligada à nossa mecânica corporal. Mais recentemente, muitos estudiosos do assunto nos ensinam que antes de nos preocuparmos com o ato inspiratório ou expiratório devemos nos envolver com o movimento organizado. Ou seja, se nossos gestos possuem um equilíbrio entre os grupos musculares que o realizam, a respiração acontece com essa mesma qualidade de equilíbrio.

A receita de "como se deve respirar" é perigosa e pode ser experimentada como um aprisionamento ou constrangimento da expressão pessoal. Sabemos, isto sim, que a respiração cumpre melhor a sua função de oxigenação dos tecidos quando ela se dá livre de entraves. É por aí que devemos orientar a nossa terapêutica.

Retomando a frase de Melle. Mézières, "a respiração não se ensina ou se aprende, ela se libera".

*Lucia Campello Hahn e Ivaldo Bertazzo*

# APRESENTAÇÃO

Faço questão de expressar meus profundos agradecimentos a Philippe Campignion pelo trabalho realizado. Este livro significa apenas um início, parte do qual cabe-lhe inteiramente, mas confirma aspectos das cadeias G.D.S. que têm em Philippe um "seguidor" entusiasmado.

Eram necessárias esta base e as verificações anátomo-fisiológicas que Philippe estabeleceu para poder progredir com maiores certezas e fundamentos.

Uma construção bem-feita, solidamente fundada, não poderia ser realizada por uma única pessoa e nem às pressas. É preciso tempo para poder propor um método confiável, pois são necessárias pesquisas e verificações que sustentem a intuição e também a experimentação clínica, que confirme as hipóteses iniciais. O importante é fazer avançar as certezas sobre o funcionamento otimizado do corpo humano, para que o método das "cadeias" se torne o ponto de chegada de um percurso em que cada um, por sua vez, toma o bastão e acrescenta sua contribuição e a sua pedra. É aí que Philippe possui muitos méritos, aos nossos olhos.

Precisamos unir forças, competências e tempo de trabalho. Pioneiros propuseram o resultado de suas descobertas. Outros, como Philippe, sucedem-nos para verificar, corrigir e imaginar novos caminhos para a pesquisa.

*Godelieve Denys-Struyf*

# AGRADECIMENTOS A:

Marc Barrois, que me iniciou na informática e cuja ajuda solicitei numerosas vezes. Ele foi o responsável pela primeira edição francesa do meu livro.

Marc Broucquesault e Jacques Patté, por seus conselhos após a leitura do manuscrito.

Greet De Keersmaecker e Joëlle Van Nieuwenhuyse, que fazem parte da equipe de professores a que pertenço.

Fleurise Harmignies e Chris Bonnewijn, encarregados da organização dos cursos em Bruxelas.

Roger Harmignies, por seus talentos de revisor.

Alain Lefebvre, professor de educação física, a quem devo ter começado os cursos coletivos de utilização corporal, que ministro já há quinze anos.

Christian Blancheton, Gisèle Harboux, Régine Hubeaut e Hervé Boudon, membros fundadores da APGDS (Associação Internacional dos Terapeutas Cadeístas – G.D.S.).

Àqueles que aceitaram posar como modelos. A todos, pacientes e alunos, que me obrigam a um questionamento permanente e que, pela troca de experiências, me fazem avançar e me encorajaram a chegar até o fim neste trabalho.

Obrigado, Godelieve!

Um enorme obrigado a você, Lori, por suas idéias e senso de organização, sua paciência e apoio contínuo, sem os quais nunca teria imaginado me lançar nesta tarefa.

# INTRODUÇÃO

A respiração reveste-se de uma considerável importância na abordagem globalista das terapias manuais. *Mademoiselle* Mézières, os osteopatas, e, antes deles, os iogues, compreenderam que a respiração permitia agir, ao mesmo tempo, sobre o físico e o mental.

O tema já foi abordado inúmeras vezes, porém as freqüentes perguntas que me são feitas por pacientes, ou mesmo alunos, levam-me a pensar que é útil retomá-lo novamente: "Você nunca pede que se respire duas vezes da mesma maneira, tanto é que eu não sei mais como devo respirar!"

Foi minha mulher que me fez tomar consciência de que, nas sessões de grupo de trabalho corporal que dirijo ou nos cursos que ministro a fisioterapeutas, ora lhes pedia que expirassem durante o esforço de alongamento, para facilitar a descontração muscular ou o relaxamento global, ora que expirassem estufando o ventre ou, ao contrário, contraindo-o, mas sem, necessariamente, especificar onde pretendia chegar com isso.

Acreditava, entretanto, já ter insistido no fato de que a respiração não se aprende, mas se libera, e que ela deve ser "automática". Quantas vezes não repeti essas afirmações aos praticantes de ioga, que nunca deixam de perguntar quando é para respirar: "Com a parte superior ou inferior do tórax, ou com o abdome?"

Pareceu-me então necessário *distinguir entre a respiração realizada com o propósito de ventilação e aquelas respirações utilizadas para outros fins*, como a descontração muscular ou o relaxamento global. Antes, porém, era preciso ter proposto uma definição da respiração fisiológica, isto é, da respiração sem entraves e de seus mecanismos.

Tudo o que se seguirá é resultado de uma paixão pela anatomia e de um percurso de quase vinte anos como fisioterapeuta globalista, graças ao ensino de mestres como Françoise Mézières, que me ensinou a ver, e de Godelieve Denys-Struyf, que me possibilitou compreender melhor a mecânica humana e, especialmente, certos mecanismos associados à respiração, dos quais trataremos neste livro.

Meu reconhecimento a Françoise Blot, consultora em relações humanas, pois foi após seus "estágios de escuta" que minhas mãos deixaram de agitar-se inutilmente para, finalmente, se porem à escuta dos tecidos.

Nada substitui o vivido, a prática concreta que nos faz relembrar, perante a evidência, que "é a exceção que confirma a regra". Isto nos força, diante de cada paciente, a reajustar os dados teóricos e a recorrer à imaginação e à criatividade no que se refere às técnicas.

Ouso esperar que este livro ajudará aqueles que, como eu, acreditam que *a respiração sem entraves é indispensável ao bem-estar global.*

# CAPÍTULO 1

# QUAIS SÃO OS MÚSCULOS QUE NOS PERMITEM RESPIRAR?

## O DIAFRAGMA:

Referências anatômicas e descrição dos elos que solidarizam o diafragma com os conteúdos abdominal e torácico, e também com a estrutura óssea, ligando a respiração à estática vertebral.

## O DIAFRAGMA

### DESCRIÇÃO ANATÔMICA E LIGAÇÕES APONEVRÓTICAS

O diafragma é classicamente descrito como um músculo *delgado* e *achatado*, que separa a cavidade torácica da cavidade abdominal (*septum transversum*).

Ele tem a forma de uma *cúpula* côncava na parte de baixo, cuja base está em relação com o contorno inferior da caixa torácica. Esta cúpula é mais alta à direita do que à esquerda, e, na fase da expiração, eleva-se até a altura do quinto arco costal, à direita, e do sexto arco, à esquerda (Fig. 1).

O diafragma relaciona-se, embaixo, com as vísceras abdominais, e, em cima, com os pulmões e o *pericárdio*, como veremos mais detalhadamente.

Seu centro é fibroso, enquanto suas partes periféricas são musculares. Certo autores consideram-no como uma série de músculos digástricos (Fig. 2).

Como pude constatar em cortes anatômicos e dissecções, a proporção de fibras musculares, em relação aos tecidos fibrosos, parece menos importante em certos indivíduos idosos do que entre os jovens.

### A PORÇÃO TENDINOSA OU CENTRO FRÊNICO

Recordemos a disposição particular das fibras dessa porção tendinosa, em forma de trevo, com três *folíolos*: um anterior, um direito e um esquerdo, ligados por duas faixas chamadas de faixa oblíqua e faixa arciforme (Fig. 3).

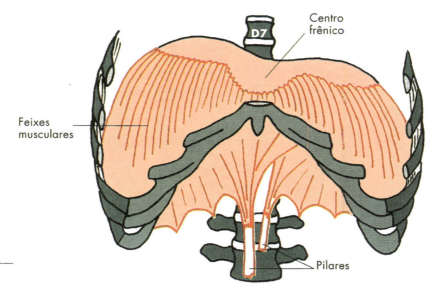

**FIG. 1**
DIAFRAGMA VISTO DE FRENTE

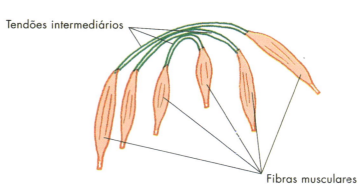

**FIG. 2**
O DIAFRAGMA É CONSTITUÍDO POR UM CONJUNTO DE MÚSCULOS DIGÁSTRICOS
Um músculo digástrico compreende duas porções musculares de um lado e de outro de um tendão intermediário.

Na junção entre o folíolo direito e o anterior, encontramos o orifício da *veia cava inferior*, que resulta do cruzamento das duas faixas. Este orifício fibroso, que está situado em pleno centro frênico, tem um diâmetro de aproximadamente 2,5 a 3 cm. A veia cava adere a este orifício, *que não parece indeformável*. Pude constatar, durante dissecções por mim realizadas, o quanto a parede dessa veia cava é delgada e inconsistente, em comparação com a aorta, que é, ao contrário, sólida e muito pouco comprimível.

# A PARTE MUSCULAR

## INSERÇÕES COSTAIS E CONTINUIDADES APONEVRÓTICAS

Aparece claramente, nas dissecções, que *a aponevrose que recobre as fibras costais do diafragma adere alguns centímetros* ao contorno inferior e à face interna da caixa torácica. Portanto, a inserção não se limita, como eu pensava anteriormente, ao bordo inferior do tórax.

O fundo de saco entre a parede torácica e a face superior-externa do diafragma não deixa por isso de ser bastante profundo, devido à forma em pára-quedas do diafragma (Fig. 4).

Por outro lado, essa aponevrose encontra-se em perfeita continuidade com a aponevrose dos transversos do abdome (como já fora descrito por Testut). Pudemos verificar a perfeita continuidade entre as aponevroses do diafragma, do transverso do abdome, assim como do quadrado lombar, até a crista ilíaca (Fig. 4).

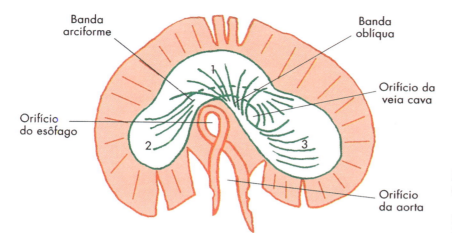

**FIG. 3**

O CENTRO FRÊNICO
1. Folíolo anterior
2. Folíolo esquerdo
3. Folíolo direito

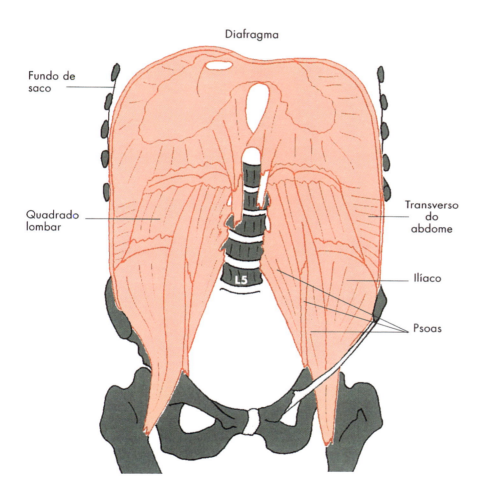

**FIG. 4**

RELAÇÕES APONEVRÓTICAS DO DIAFRAGMA

A aponevrose do diafragma está em perfeita continuidade com as aponevroses do transverso do abdome, dos quadrados lombares e dos psoas-ilíacos.

O peritônio, que forra o conjunto da cavidade abdominal como uma pleura, adere a essas aponevroses e vem reforçar a estreiteza dos laços que unem o diafragma aos psoas, ao quadrado lombar e aos transversos do abdome. Notemos que os psoas e o quadrado lombar recebem, assim como o diafragma, comandos do sistema nervoso autônomo pela via do nervo vago, e do sistema nervoso central pela via do nervo frênico. Portanto, eles também são regulados automática e voluntariamente, ao mesmo tempo.

## INSERÇÕES ESTERNAIS E CONTINUIDADES MUSCULOAPONEVRÓTICAS

A face endotorácica do esterno é recoberta pelo músculo *triangular do esterno*, cujo nome latino (*transversus thoracis*) recorda-nos de que se trata de fato de uma expansão intratorácica do transverso do abdome (*transversus abdominis*). Isso fica tanto mais evidente quanto é fácil constatar que *esses dois músculos estão contidos numa mesma aponevrose*.

Foi nas reproduções em cera de "esfolados", datando do século XVIII, expostas no museu della Spécola, na Faculdade de Medicina de Florença, que constatei esse fato pela primeira vez.

F. D. Netter, em seu *Atlas of Human Anatomy*, reproduz essa continuidade entre os dois músculos, embora sem tanta nitidez.

Ao observar essa região, não conseguimos encontrar com precisão as inserções ósseas do diafragma no esterno. Em contrapartida, o prolongamento aponevrótico do transverso para o triangular aparece com toda nitidez, a ponto de dar a impressão de que *o diafragma se insere nesse prolongamento aponevrótico*. Com efeito, é fácil separar o diafragma, porém resta então, na face endotorácica do esterno e do apêndice xifóide, um amontoado de tecido aponevrótico bem difícil de diferenciar (Fig. 5).

> Mencionamos tudo isso para mostrar *a que ponto o diafragma está ligado a seus vizinhos* e, particularmente, ao transverso do abdome e ao triangular do esterno (ou transverso torácico).

## INSERÇÕES LOMBARES, COSTAIS E ELOS APONEVRÓTICOS

No nível da coluna vertebral, as fibras musculares se agrupam e, em alguns casos, se cruzam, para formar *os pilares do diafragma* (Fig. 6).

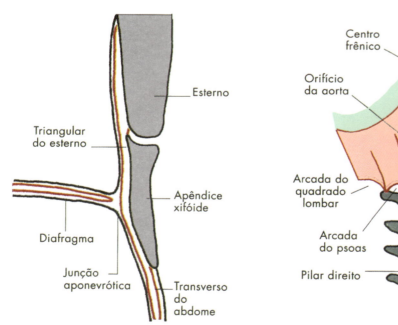

**FIG. 5**
INSERÇÕES ESTERNAIS DO
DIAFRAGMA

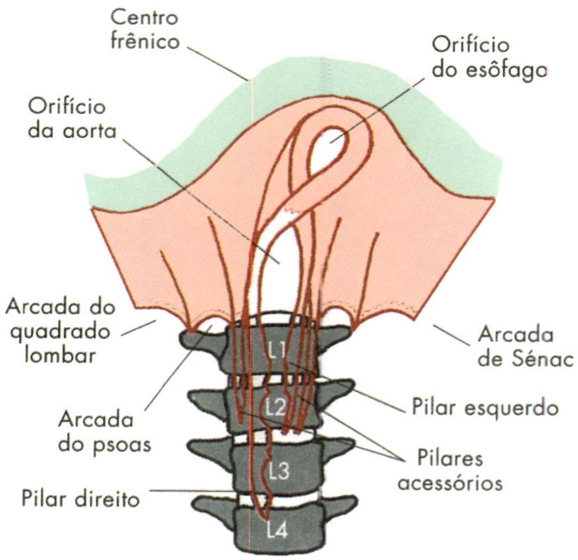

**FIG. 6**
OS PILARES DO DIAFRAGMA

– **O pilar direito** desce até mais em baixo que o esquerdo e se fixa no corpo das segunda e terceira vértebras lombares, e também nos discos intervertebrais L1-L2, L2-L3 e L3-L4. Ele se desdobra em *pilar principal* e, mais lateralmente, em *pilar acessório*.

– **O pilar esquerdo** se fixa no corpo de L2 e nos discos L1-L2 e L2-L3. Ele também é dividido em principal e acessório.

Cada um deles recebe fibras musculares provenientes do lado oposto, e este cruzamento de fibras, em forma de 8, contribui para formar dois orifícios: um deles dá passagem ao *esôfago*, à frente, e o outro à *aorta*, contra a coluna vertebral.

A partir dos pilares, o diafragma também se fixa nas transversas de L1, formando uma arcada, sob a qual passa o psoas (*arcada do psoas*).

Para juntar-se à 12ª costela, ele forma uma segunda arcada, pela qual passa o quadrado lombar (*arcada do quadrado lombar*).

Enfim, há ainda uma outra arcada, entre a 12ª e 11ª costelas, pela qual passam vasos e nervos (*arcada de Sénac*).

Essas arcadas são fibrosas, e aí também é evidente a ligação com as aponevroses dos músculos que passam por elas (Fig. 6).

Poder-se-ia crer que há vias de comunicação entre a cavidade torácica e a cavidade abdominal, tanto mais que decreve-se correntemente a ausência de fibras musculares acima da arcada do quadrado lombar (*hiatos diaphagmatico de Henlè*). De fato, é preciso não esquecer que a pleura parietal forra a cavidade torácica e aí delimita duas cavidades que recebem o pulmão direito e o esquerdo, respectivamente. Os grandes vasos e o esôfago encontram-se, evidentemente, extrapleura. O mesmo acontece com a cavidade abdominal, que é forrada pelo peritônio. Isto tudo faz com que *o tórax e o abdome sejam cavidades hermeticamente fechadas*, pois os orifícios dão para o interior dos órgãos, mas não para os espaços entre os órgãos, que estão verdadeiramente "embalados a vácuo". Compreendemos pois por que *todo movimento do diafragma tem uma repercussão imediata sobre as duas cavidades*.

> Fazendo a separação entre as duas cavidades, o diafragma é uma estrutura central em ligação aponevrótica com as estruturas vizinhas, uma cúpula que recebe e irradia, que se prolonga nas cavidades abdominal e torácica.

# O DIAFRAGMA

## RELAÇÕES E ELOS COM OS ELEMENTOS TORÁCICOS

O coração repousa sobre o folíolo anterior do centro frênico e está contido em um saco, *o saco fibroso pericárdico*, que adere fortemente ao diafragma, por toda a sua base.

Este saco está ligado às fascias que envolvem os elementos do mediastino posterior: a traquéia, o esôfago, a veia cava superior e a aorta torácica, atrás, contra a coluna. *Esse conjunto forma uma verdadeira coluna fibrosa, compartimentada, que se prende à coluna vertebral da 7ª cervical à 4ª dorsal* (Figs. 7 e 10).

A pleura parietal forra a parede torácica e as partes laterais dos corpos vertebrais. Forra também o saco pericárdico, assim como os elementos do mediastino posterior (Fig. 8). À primeira vista, após a ablação dos pulmões, essa fáscia visceral se assemelha a uma separação mediana, que adere, atrás, à coluna vertebral abaixo de C7, e, na frente, à face posterior do esterno.

Durantes minhas dissecções, eu esperava encontrar uma diferenciação bem nítida entre os pontos de ligação dessa fáscia, tanto no esterno como na coluna vertebral, como

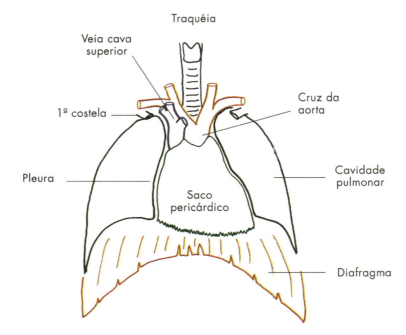

**FIG. 7**
FÁSCIA ENDOTORÁCICA
Ela forma uma verdadeira coluna fibrosa, compartimentada, que se liga à coluna de C7 a D4 e ao esterno, à frente.
Além do coração, ela contém a traquéia, o esôfago, assim como os grandes vasos do mediastino.

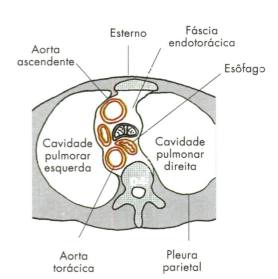

**FIG. 8**
CORTE HORIZONTAL DO TÓRAX
A pleura forra a parede torácica e também a fáscia endotorácica assim como os elementos do mediastino posterior por ela contidos.

descreve Rouvière (os ligamentos esternopericárdicos inferior e superior e vertebropericárdico). De fato, verifiquei que ela adere intimamente a toda a superfície retroesternal, assim como à face anterior e lateral dos corpos vertebrais, atrás, *porém somente a partir de C7*.

Enfim, estando verdadeiramente soldado ao centro frênico, *esse saco pericárdico está, portanto, fixado ao diafragma e suspenso à coluna vertebral*, mais particularmente ao segmento proclive superior, de D8 a C7. Esse termo, segmento proclive, nos remete à divisão mecânica da coluna vertebral, vista pelo método G.D.S. (Fig. 9).

1. **Dois segmentos são chamados "proclives"** porque são inclinados para cima e para a frente. Descritos a partir de baixo para cima, eles são:
    a) **O segmento proclive inferior**, que compreende o sacro e o cóccix, L5 e L4. Este conjunto forma a alavanca lombro-sacrococcigiana.
    b) **O segmento proclive superior**, uma segunda alavanca que compreende as vértebras acima de D7 até D1, às vezes até C4-C5 (se o pescoço não estiver sob a in-

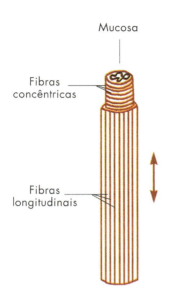

No ioga, há um exercício chamado *Udhyana bandha*, no qual o iogi aspira verdadeiramente o conteúdo abdominal para cima. Para chegar a isso, os abdominais devem estar relaxados e, portanto, não participam de nenhum modo do exercício.

Um de meus amigos, praticante de ioga, possui radiografias do saco pericárdico durante o exercício, e podemos constatar que ele aparece muito encurtado e achatado.

Penso que é por meio da contração das fibras longitudinais do esôfago, conjugada a uma depressão intratorácica, que o iogi consegue fazer subir a cúpula diafragmática. Com efeito, o esôfago é o único elemento muscular contido nessa fáscia. Ele tem fibras circulares, destinadas à constrição de sua luz, assim *como fibras longitudinais que podem diminuir sua altura.*

O esôfago adere à coluna vertebral a partir de C7, pelas faixas de Charpy, mas ele junta-se, em cima e na frente, com as estruturas bucais: com a faringe, que está suspensa no assoalho do crânio e, mais particularmente, com o esfenóide e o occipital.

Voltaremos a falar das possíveis conseqüências dessa suspensão.

**FIG. 8BIS**
PAREDE MUSCULAR DO ESÔFAGO

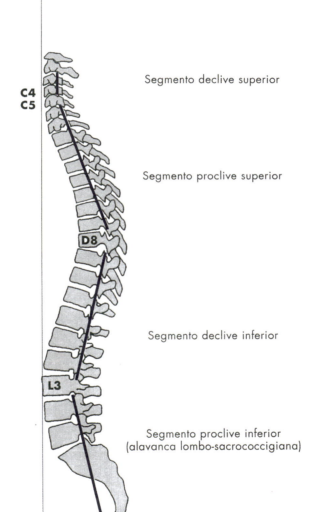

**FIG. 9**
DIVISÃO MECÂNICA DA COLUNA VERTEBRAL VISTA PELO MÉTODO G.D.S.

Dois segmentos proclives e dois segmentos declives, constituindo alavancas articuladas sobre os pivôs L3, D8 e C4-C5 (ou C7, em certos casos).

fluência do músculo longo do pescoço, que o coloca em retificação a partir de C7, como ocorre em certas tipologias que definiremos mais adiante).

2. **Essas duas alavancas mestras citadas acima alternam-se com dois segmentos chamados "declives"**, porque são inclinados para cima e para trás. Descritos de baixo para cima, são eles:
   a) **O segmento declive inferior** de L2 a D9.
   b) **O segmento declive superior** de C7, ou de C4, ao occiput.
3. **As vértebras L3, D8, C7 ou o disco C4-C5 são estruturas "pivôs"**, dobradiças entre essas alavancas.

O *"segmento proclive superior"* (Fig. 10), como indica o nome, é inclinado para a frente e deve suportar o pericárdio e elementos do mediastino posterior que nele se prendem. Essa carga, aumentada ainda pela ação da gravidade, tenderá a carregar as vértebras para a flexão, umas relativamente às outras. Veremos que papel têm nessa região os músculos da cadeia posterior.

*O segmento declive* (de L2 a D9) inclina-se para trás e suporta o conteúdo torácico. Sob a ação da gravidade, sua tendência é para a "retrolistése" vertebral. Voltaremos a falar do papel do diafragma no bom posicionamento dessa região.

O saco fibroso pericárdico contém igualmente o esôfago e, mais acima, a traquéia. Esses dois elementos continuam sozinhos seu trajeto na direção do pescoço e juntam-se à faringe. Verificamos que a partir de C7 esses elementos não mantêm mais relações tão estreitas com a coluna, mas estão sobretudo suspensos ao maxilar inferior e à base do crânio (Fig. 11).

*Abaixo de C7 e em C7, o esôfago está preso à aponevrose pré-vertebral pelos septos sagitais de Charpy*, enquanto, mais acima, há um espaço **retrofaringiano** que separa a faringe da aponevrose pré-cervical, nem sempre mencionada nos livros de anatomia. Pude constatar, em dissecções, a existência desse espaço e a *relativa independência* da face posterior da faringe em relação à coluna cervical e à aponevrose dos músculos pré-vertebrais, entre os quais o longo do pescoço. É assim, sem dúvida, para que a deglutição não tenha incidência excessiva sobre a coluna cervical e vice-versa.

A faringe é constituída de músculos suspensos à base do crânio e, mais exatamente, ao osso occipital, atrás da esfenobasilar, e, mais na frente, à apófise pterigóide do osso es-

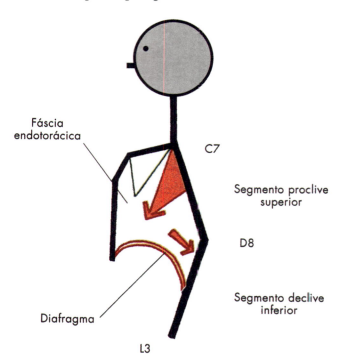

**FIG. 10**

LIMITAÇÕES TORÁCICAS SOBRE A COLUNA
O segmento proclive superior sustenta o pericárdio e os elementos do mediastino posterior que aí se prendem. O segmento declive inferior sustenta o conteúdo torácico.

fenóide (Fig. 11). É interessante constatar que não há continuidade real da fáscia visceral no nível das cervicais, a não ser na aponevrose pré-vertebral, que, aliás, serve de amarra para o esôfago sob C7. Do ponto de vista aponevrótico, o pescoço permanece então relativamente livre, enquanto, muscularmente, há *aí os escalenos, que suspendem os dois primeiros arcos costais à coluna cervical* (Fig. 12).

Esses músculos têm a mesma direção de fibras que *os intercostais externos, que solidarizam todas as costelas entre si; é pois toda a caixa torácica que está suspensa à coluna cervical*. As próprias cúpulas pleurais estão suspensas ao primeiro arco costal pelos ligamentos costopleurais, que se destacam da aponevrose pré-vertebral.

A pleura forra as paredes da caixa torácica (Fig. 13), assim como os órgãos do mediastino, cuja forma ela reproduz (pleura parietal). Ela se flete para recobrir os pulmões, assim como os pedículos pulmonares (pleura visceral).

Entre as duas cavidades, a cavidade pleural é apenas virtual, pois os dois folhetos permanecem colados por efeito do vácuo, que aproxima as paredes uma contra a outra. *O folheto parietal aderindo à parede torácica e o folheto visceral aos contornos pulmonares, há pois solidariedade entre o gradil costal e os pulmões, mantidos em volume pela cavidade pleural.*

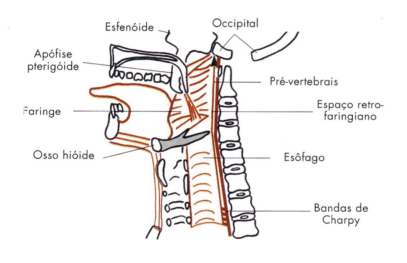

**FIG. 11**

SUSPENSÃO DA FARINGE NO ASSOALHO DO CRÂNIO

A faringe é constituída por músculos que estão suspensos na base do crânio.
Sua face posterior está separada da aponevrose pré-cervical pelo espaço retrofaringiano.

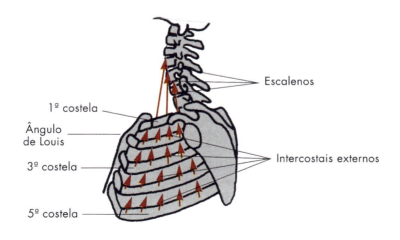

**FIG. 12**

SUSPENSÃO MUSCULAR DO TÓRAX À COLUNA CERVICAL

Os escalenos suspendem as duas primeiras costelas na coluna cervical.
Os intercostais externos solidarizam as costelas entre si.

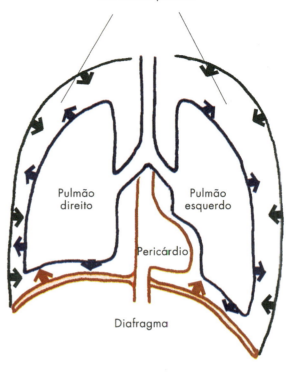

**FIG. 13**

SOLIDARIEDADE ENTRE OS PULMÕES E A CAIXA TORÁCICA

Como o folheto parietal adere à parede torácica e o folheto visceral adere aos contornos pulmonares, há solidariedade entre o gradil costal e os pulmões, mantidos em volume pela cavidade pleural.

Já se entrevê a que ponto a respiração vai estar ligada à estática vertebral, pelo fato de o diafragma estar suspenso pela *aponevrose* à coluna dorsal, e a caixa torácica estar *muscularmente* suspensa à coluna cervical.

Esta suspensão dos órgãos do mediastino e do diafragma por ligações aponevróticas ao segmento proclive dorsal até C7, é, sem discussão, uma fixação muito forte e muito importante, pois vai permitir ao centro frênico tomar ponto fixo, em cima, para contração das fibras musculares do diafragma no momento da inspiração.

Já compreendemos a importância do bom posicionamento do segmento proclive para que esse ponto fixo seja eficaz.

O pescoço parece estar relativamente livre de inserção aponevrótica acima de C7. Por outro lado, quanto às musculares, há os escalenos, que suspendem os dois primeiros arcos costais à coluna cervical, na continuidade dos músculos intercostais externos, que solidarizam todas as costelas entre si.

Observemos que esse elo, que de algum modo arrisca encadear o pescoço ao tórax, é, sobretudo, um elo muscular, e que se trata de uma cadeia que podemos controlar, enquanto uma suspensão aponevrótica está mais fora do alcance de nossas intervenções.

Temos, por isso, pela via dessas estruturas musculares, uma chave em nossas mãos. Uma chave para a saúde de nossa coluna cervical, de um lado, e, de outro lado, para o funcionamento ótimo do conteúdo de nossos espaços supra e subdiafragmáticos.

# O DIAFRAGMA

## RELAÇÕES E ELOS COM OS ÓRGÃOS ABDOMINAIS

*Os órgãos abdominais situados sob o diafragma são suspensos a ele* pelo peritônio interposto, quando não diretamente, por certos ligamentos suspensores, a saber:

– Os dois folhetos do ligamento frenogástrico, para o estômago;
– O ligamento falciforme, para o fígado;
– Os ligamentos frenocólicos direito e esquerdo que suspendem os ângulos cólicos.

Por outro lado, o mesentério, no qual está contido o intestino delgado, encontra-se suspenso à coluna vertebral, entre os próprios pilares do diafragma.

Não esqueçamos a fáscia perirrenal, que é extraperitônio, mas também adere ao diafragma.

Na dissecção, quando procedemos à ablação do conteúdo abdominal para chegar ao diafragma pela face inferior, percebemos que ele permanece no lugar, que conserva a sua cúpula, embora não se apóie mais sobre o fígado. Se o atravessarmos, ele parece murchar e se desolidariza da cavidade pleural que, não estando mais sob vácuo, deixa de puxá-lo para cima.

*Aspirado para cima, o diafragma puxa para si os órgãos que lhe estão suspensos. Certos autores falam da "imantação diafragmática".*

A cavidade abdominal é forrada pelo peritônio parietal, que adere igualmente à fáscia que recobre a face inferior do diafragma. Esta invagina-se, a seguir, para formar o peritônio visceral, que recobre os diferentes órgãos (Fig. 14). *A cavidade abdominal é pois também hermeticamente fechada* e contém órgãos ocos. Estes órgãos, recobertos pelas pregas do peritônio, são, de algum modo, embalados a vácuo, como já vimos antes para a cavidade torácica.

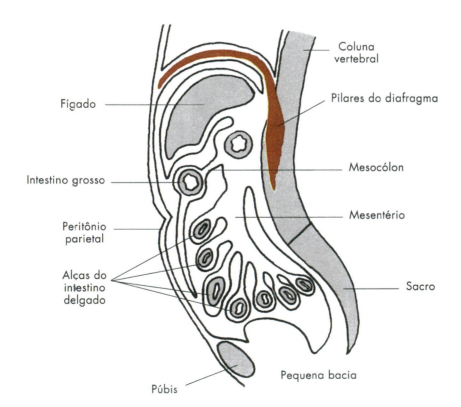

**FIG. 14**

SUSPENSÃO DOS ÓRGÃOS ABDOMINAIS AO DIAFRAGMA

Os órgãos abdominais situados abaixo do diafragma estão suspensos nele.

O diafragma, situado entre essas duas cavidades hermeticamente fechadas, é pois solidário tanto de uma como da outra.

# O DIAFRAGMA

## SUA AÇÃO SOBRE A ESTÁTICA VERTEBRAL

Voltemos ao nível do segmento declive dorsolombar (Fig. 9), zona onde se insere o diafragma. Esta zona, por sua orientação no espaço e sob a ação da gravidade, corre o risco de "desabar", pois cada uma das vértebras desse segmento de L2 a D9, tende ao deslizamento posterior. No centro dessa zona declive está a **décima segunda vértebra dorsal.**

Num livro sobre a mecânica da coluna vertebral, *Littlejohn definiu a 12ª vértebra dorsal como estando colocada num plano de resistência contra a perda dos arcos*, sem entretanto dizer mais sobre o assunto.

Para o prof. Delmas, *D12 é a vértebra diafragmática*, ainda que o diafragma não se fixe sobre esse ponto.

Se consideramos que os pilares do diafragma podem ter uma ação para cima, a partir de um ponto fixo sobre o centro frênico, que está ligado à coluna de C7 a D4, podemos pensar que o diafragma é lordosante por tração sobre L1 e L2 e sobre os 12ºˢ arcos costais, assim como sobre D12, indiretamente (Fig. 15).

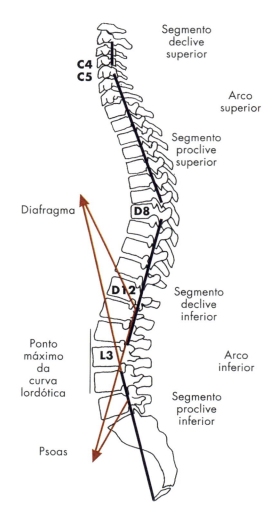

**FIG. 15**
AÇÃO DO DIAFRAGMA E DOS PSOAS SOBRE O ARCO INFERIOR DA COLUNA VERTEBRAL (Segundo G.D.S.)
É da ação rítmica combinada dos músculos diafragma e psoas que resulta a curva lombar fisiológica.

*O diafragma compensa então as insuficiências desse segmento, inclinado ao deslizamento posterior e à perda de seu arco.* É sobretudo no momento da contração, portanto, na inspiração, que o diafragma endireita ativamente esse segmento vertebral. Não nos esqueçamos de que, na expiração, quando o centro frênico sobe, nem por isso o diafragma abandona completamente o seu posto. Podemos dizer que sua ação estática é, de algum modo, *rítmica*.

Em certos casos, que estudaremos com mais detalhes no capítulo que trata da influência da tipologia sobre a respiração, a tensão do diafragma é permanente e deixa sua marca na região de D12-L1 e L2, que mostram uma lordose excessiva. Mézières insistia muito nessa marca morfológica, que chamava de *"lordose diafragmática".*

**A 3ª vértebra lombar** está sob o controle dos psoas, que a mantêm como *ponto máximo da lordose lombar*. Este avanço de L3 desloca a carga do tronco para a frente, relativamente à bacia. Assim, a linha de gravidade avança ligeiramente, em relação às apófises articulares do segmento lombar, a fim de que *o peso do tronco seja dirigido sobre as cabeças femorais*, na expressão de Littlejohn.

*Podemos então pensar que é da ação combinada do diafragma sobre D12-L1-L2 e dos psoas sobre L3, particularmente, que resulta a curva lombar fisiológica* (Fig. 15). *Esta lordose é indispensável para a boa fisiologia dos discos intervertebrais*, dos quais sabemos que têm mais tempo de vida quando são cuneiformes.

Esta cuneiformização ideal, avaliada precisamente entre 11° e 20° por Troisier, só é possível quando L3 está no ponto mais avançado da lordose.

A lordose é necessária
no nível lombar

*Porém, para que esta lordose permaneça fisiológica, é preciso um antagonista para os músculos lordosantes, a fim de garantir o jogo sutil* **da lordose suficiente mas não excessiva**. Para certos autores, **o transverso do abdome** (Fig. 16) pode representar esse papel.

Ele se insere atrás, sobre as apófises transversas das vértebras lombares. Notemos que suas inserções são fibrosas e muito resistentes. Elas são vizinhas das inserções dos quadrados lombares, dos transversários espinhosos e, finalmente, dos feixes acessórios dos psoas, cujas inserções estão mais à frente.

Ele se fixa no lado interno da crista ilíaca, antes de juntar-se à linha alba, na frente. Em cima, ele se insere na face interna da porção cartilaginosa dos seis últimos arcos costais.

Suas fibras horizontais vão juntar-se à linha alba, na frente. Notemos que nos seus três quartos superiores, elas passam atrás dos músculos grandes retos abdominais, reforçando o folheto posterior de suas aponevroses.

Por outro lado, no seu quarto inferior, sua aponevrose prolonga-se na frente do envoltório dos grandes retos, unindo-os mais solidamente ao seu homólogo contralateral.

Pela via de sua aponevrose profunda (*fáscia transversalis*), o transverso do abdome envolve o conjunto da cavidade abdominal e recobre diretamente o peritônio, que adere à sua aponevrose.

*Por sua contração, combinada à do diafragma, ele comprime essa cavidade abdominal e faz repartir a pressão por ela, tendo por efeito empurrar a coluna vertebral para trás. Os pilares do diafragma, então, não podendo mais levar a coluna para a frente, participam de sua ereção.*

Nas tipologias que apresentam um excesso de lordose (centralizada sobre D12-L1-L2) por ação do diafragma e dos psoas, que sobrepujaram o transverso, não é raro encontrar uma **diástase dos grandes retos abdominais** na parte superior do abdome, naquele ponto em que o transverso contribui para formar o envoltório destes últimos (Fig. 17).

Pensamos que é o transverso, no seu esforço para limitar a lordose, que traciona excessivamente suas inserções. As inserções anteriores tendem a afastar os grandes retos um do outro. Isso é freqüente durante a gravidez, em mulheres dessa tipologia lordótica.

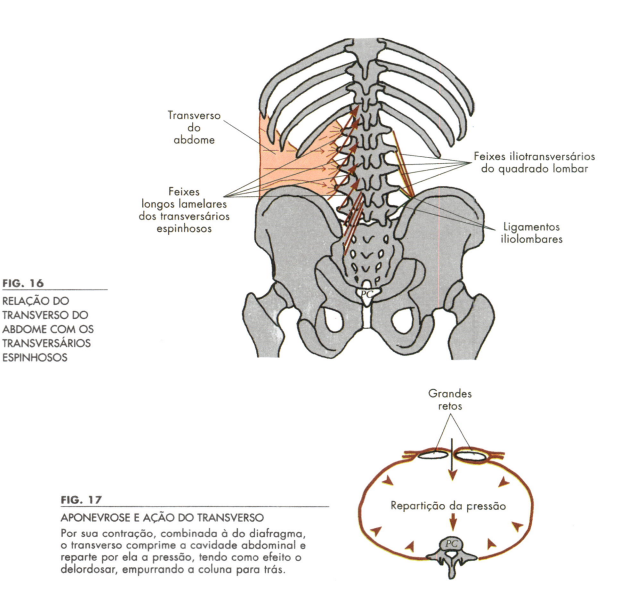

**FIG. 16**
RELAÇÃO DO TRANSVERSO DO ABDOME COM OS TRANSVERSÁRIOS ESPINHOSOS

**FIG. 17**
APONEVROSE E AÇÃO DO TRANSVERSO
Por sua contração, combinada à do diafragma, o transverso comprime a cavidade abdominal e reparte por ela a pressão, tendo como efeito o delordosar, empurrando a coluna para trás.

É possível que não seja ele o único implicado, e que outras ações musculares participem dessa delordose.

Observemos agora **certas fibras do quadrado lombar e os diferentes feixes do psoas, em vista de perfil** (Fig. 18).

Vistos desse ângulo, esses músculos parecem constituir um verdadeiro sistema de cabos para a coluna lombar. Não são eles espasmados, simultaneamente, quando a coluna se "aferrolha" em atitude antálgica? Certos autores, então, atribuem ao psoas uma ação delordosante.

É tentador fazê-lo, no caso de seus **feixes principais** que se inserem nos discos intervertebrais e na parte vizinha dos corpos vertebrais correspondentes de D12 a L5 (o disco L5-S1 permanece livre). É certo que a maneira como se inserem na coluna lombar torna ine-vitável a comparação com o longo do pescoço, na região cervical. Seriam os psoas uma defesa convexitária da coluna lombar?

Podemos pensar, com efeito, que eles podem fechar o espaço intervertebral na frente, e, portanto, delordosar. Mas, de fato, eles se inserem muito mais lateralmente do que o pensado. E, como já observamos na dissecção, a direção das fibras dos feixes principais do psoas é longitudinal, oblíqua para baixo e ligeiramente para a frente.

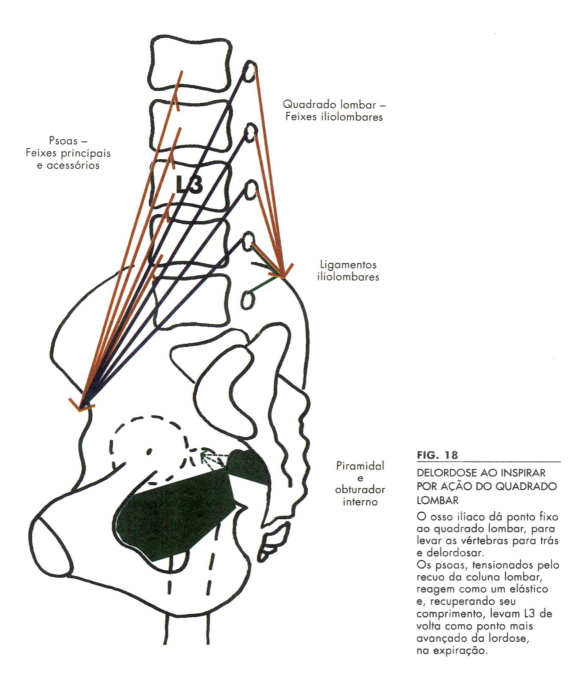

**FIG. 18**

DELORDOSE AO INSPIRAR POR AÇÃO DO QUADRADO LOMBAR

O osso ilíaco dá ponto fixo ao quadrado lombar, para levar as vértebras para trás e delordosar.
Os psoas, tensionados pelo recuo da coluna lombar, reagem como um elástico e, recuperando seu comprimento, levam L3 de volta como ponto mais avançado da lordose, na expiração.

Ainda mais, nesse nível, a coluna é fisiologicamente lordosada. *Parece-me, pois, difícil, mesmo admitindo a possibilidade de uma ação isolada desses feixes, que eles possam, sozinhos, levar a coluna lombar para a delordose.*

**Os feixes acessórios** que se inserem bem atrás, nos tubérculos anteriores das tranversas, não podem em nenhum caso ser considerados lordosantes.

Penso, uma vez mais, que é difícil atribuir uma ação a um músculo isolado qualquer, sobretudo quando ele está intimamente ligado a seus vizinhos, do ponto de vista aponevrótico. O psoas está ligado ao transverso do abdome, que se insere no topo das apófises transversas lombares, e **aos** feixes iliolombares do quadrado lombar, que **se** inserem nos tubérculos posteriores das vértebras lombares.

Para concluir este parágrafo, acreditamos que o transverso do abdome e os feixes iliolombares dos quadrados lombares contribuem, com sua ação, para a delordose que acompanha o inspirar fisiológico.

Precisemos que esta ação é possibilitada pela retroversão da bacia, que acompanha, ela também, a fase inspiratória, e da qual falaremos num próximo capítulo. O osso ilíaco oferece, então, ponto fixo ao quadrado lombar para trazer as vértebras para trás.

Os psoas, tensionados pelo recuo da coluna lombar, reagem como um elástico e retomam seu comprimento no expirar, levando, novamente, L3 para o ponto máximo da lordose.

## CONCLUSÃO DO CAPÍTULO 1

É interessante observar que o diafragma está no centro de dois espaços hermeticamente fechados, aspirado para cima pelo vácuo pleural e suspenso com os órgãos intratorácicos à coluna dorsal alta, até C7.

As vísceras abdominais, também solidárias do diafragma, beneficiam-se dessa suspensão e aspiração para cima. O assoalho pélvico, também aspirado, aparenta-se mais com um diafragma do que com um assoalho.

Tudo funciona bem, desde que a armação óssea, que é suporte, preencha corretamente essa função, sem se afundar. É importante insistir na observação dos pontos de suspensão:

1. Suspensão pelos elos aponevróticos ao segmento proclive dorsal até C7. Acima desse ponto, o pescoço está relativamente livre;
2. Suspensão muscular à coluna cervical dos dois primeiros arcos costais pelos escalenos, na continuidade dos músculos intercostais.

Esse elo muscular corre o risco de atrelar o tórax ao pescoço e o pescoço ao tórax, porém trata-se de uma tensão que pode ser controlada, pois é muscular. **Dispomos então de uma chave para preservar, através do equilíbrio das tensões, a estática dorsocervical, a suspensão das estruturas intratorácicas e abdominais e o funcionamento do conteúdo desses espaços supra e subdiafragmáticos. É bom que esse conteúdo seja "aspirado" na direção de um pescoço bem ereto e livre.**

Para compreender a respiração foi indispensável descrever com precisão o diafragma, especialmente todas as suas relações com o conjunto do tronco. **Ele é o ator principal da respiração. Dependendo intensamente da estática vertebral, ele também age sobre ela.**

# CAPÍTULO 2

# COMO RESPIRAMOS?

Respiração e estática estão inegavelmente ligadas.
O diafragma, ator principal da respiração, depende da estática.
Ele age também no empilhamento vertebral correto.

Convém, neste ponto, propor uma teoria sobre os mecanismos da ***respiração natural***, isto é, com o simples <u>propósito de ventilação para a oxigenação dos tecidos</u>. Godelieve Denys-Struyf explica seu ponto de vista sobre as "respirações naturais, a respiração forçada e as respirações reeducativas", confrontado as teorias correntes no ensino do ioga no Ocidente ou na fisioterapia.

O modo respiratório varia segundo as necessidades do organismo e há diversas modalidades de respiração naturais, que é preciso diferenciar da respiração forçada e das respirações reeducativas.

Precisaremos, a seguir, o porquê de certos tipos de respiração, utilizadas para outros fins que a pura ventilação (para relaxamento muscular ou global). Mas, quanto a esta última, vou considerar as diversas modalidades de respiração natural que são colocadas em evidência e definidas no quadro de referência teórica G.D.S.

A respiração depende da estática da coluna vertebral, logo ela não poderia ser a respiração ótima em qualquer atitude em pé. A localização da linha gravitária tem um papel importante na definição das tipologias do método G.D.S. e determina estáticas mais favoráveis ou desfavoráveis quanto ao posicionamento vertebral e às consequências para a respiração. ***Cada tipologia tem seu modo de organização das alavancas proclives da coluna vertebral e coloca sua linha de gravidade de maneira favorável ou desfavorável, relativamente à coluna vertebral e, portanto, relativamente à respiração.***

Começaremos por definir o leque dos diversos equilíbrios do corpo no plano sagital (Fig. 19).

Segundo G.D.S.

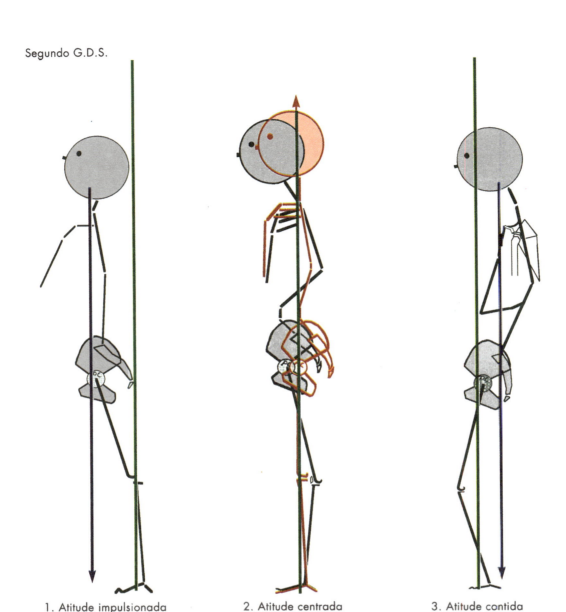

1. Atitude impulsionada para a frente
2. Atitude centrada ereta-ritmada
3. Atitude contida para trás

**FIG. 19**

LEQUE DOS EQUILÍBRIOS DO CORPO, DE PÉ, VISTA SAGITAL

A linha verde é uma vertical de referência (segundo G.D.S.) que traçamos a partir de baixo, mais exatamente a partir da parte mais recuada do terço inferior da perna.

A linha azul corresponde a uma linha de gravidade, neste caso, a uma vertical traçada a partir do centro de gravidade da cabeça e que se desloca segundo a pulsão do indivíduo. Idealmente, as linhas de gravidade traçadas a partir dos centros de gravidade da cabeça, do tronco e do centro de gravidade total, na frente de S3, se superpõem em uma única vertical (Richer). Esta coincide, aliás, aproximadamente, com a linha verde de referência G.D.S.

## LEQUE DOS EQUILÍBRIOS DO CORPO NO PLANO SAGITAL

1. **Linha de gravidade anterior:** a linha de gravidade passa muito à frente de L3 e do centro das coxofemorais. A atitude mostra pulsão para a frente, suspensa a um encadeamento muscular posterior.

   Em termos de cadeias G.D.S. trata-se de uma atitude que ativa um conjunto de músculos posteriores, dos calcanhares ao occiput, que pertencem a uma *cadeia posterior e mediana (iniciais PM)*.

Esta atitude evoca uma personalidade *cerebral, ativa*, projetada para o futuro, o vir a ser, a realização.

2. **Linha de gravidade posterior:** ela passa atrás dos corpos vertebrais de L3 e do centro das articulações coxofemorais.

   É uma atitude contida para trás, suspensa a um *encadeamento de músculos anteriores e medianos*, dos grandes dedos dos pés (hálux) ao queixo. Em termos de cadeias G.D.S., trata-se de uma tipologia chamada *anterior-mediana (iniciais AM)*.

   Ela evoca uma personalidade mais "*estática*", com necessidade de ancoragem, de base, apoios, *sobretudo sensível e afetiva*.

3. **Linha de gravidade central:** são aí representadas duas atitudes cujas estruturas se organizam ao redor de uma linha gravitária central, que se confunde com *a vertical de referência descrita por G.D.S.* (Fig. 19). Esta linha vertical corre ao longo da face anterior dos corpos vertebrais, tangente a L3 e próxima de C4-C5.

   Depois de ter passado por L3, ela cai no prumo do eixo que liga os dois centros coxofemorais. Ela se une, finalmente, ao eixo tranversal colocado no nível da parte mais recuada do peito do pé, na frente dos tornozelos.

Uma dessas duas atitudes é naturalmente *ereta sem tensão* nos encadeamentos musculares anteriores ou posteriores. Encontra-se numa situação particular que *libera a atividade dos músculos profundos da coluna vertebral e do tórax*. Livres da inibição ligada à atividade dos grandes músculos superficiais, os pequenos feixes musculares profundos da coluna vertebral podem entrar em ação e intervêm no justo alinhamento das peças vertebrais.

Regulando a inclinação das alavancas proclives e declives, esses músculos, por outro lado, têm relação com a respiração. Eles respiram quando as tensões inibidoras que fixam as costelas numa dada posição são reduzidas.

***O diafragma é um desses músculos. Ele está, pois, submetido à tensão das cadeias anteriores e posteriores.***

Por trás dessa atitude ereta para o zênite que acabamos de evocar, perfila-se uma outra atitude, mais "*afundada*". A primeira atitude coloca as massas corporais em retificação, o mais próximo da vertical gravitária, enquanto a segunda, mais *ritmada*, coloca as três massas corporais em equilíbrio estável, de um lado e de outro dessa vertical central.

*Essas duas atitudes, uma delas que se erige para cima, a outra que se deixa afundar ou desmontar para baixo, formam uma dupla e correspondem a dois conjuntos musculares que se controlam mutuamente* (Fig. 20).

– **Um deles, póstero-anterior (PA)** deve seu nome ao fato de ser formado por músculos com direção sagital, porém mais numerosos na parte posterior do tronco.

– **O outro, anteroposterior (AP)**, tem esse nome por ser formado por músculos também com direção sagital, porém mais numerosos na parte anterior do tronco e nos membros.

***A cadeia PA age essencialmente na parte superior da coluna vertebral***, com a ajuda dos músculos pré-vertebrais, músculos profundos anteriores da coluna cervical e dorsal alta. ***Ela reduz a lordose cervical, erige a alavanca proclive superior já descrita e enrijece a coluna em retificação.***

*A cadeia AP corrige a rigidez dessa retificação* com a ajuda de outros músculos anteriores, os escalenos, que refazem a lordose cervical.

*É pois a atitude dupla PA-AP que vai concentrar nossa atenção ao descrevermos a respiração mais natural* (Fig. 21). Ela realiza uma atitude vertebral cujas curvas são corretamente ritmadas, porém pouco acentuadas. Especialmente a nuca é bem característica nessa atitude PA-AP: ela é longa, praticamente sem curva, erigindo-se a partir de C7 no prolongamento de uma alavanca proclive superior ligeiramente inclinada para a frente.

Esse pescoço assim posicionado oferece pontos de suspensão altos, o que é ideal para as aponevroses profundas e para a fixação dos músculos escalenos, que ligam as duas

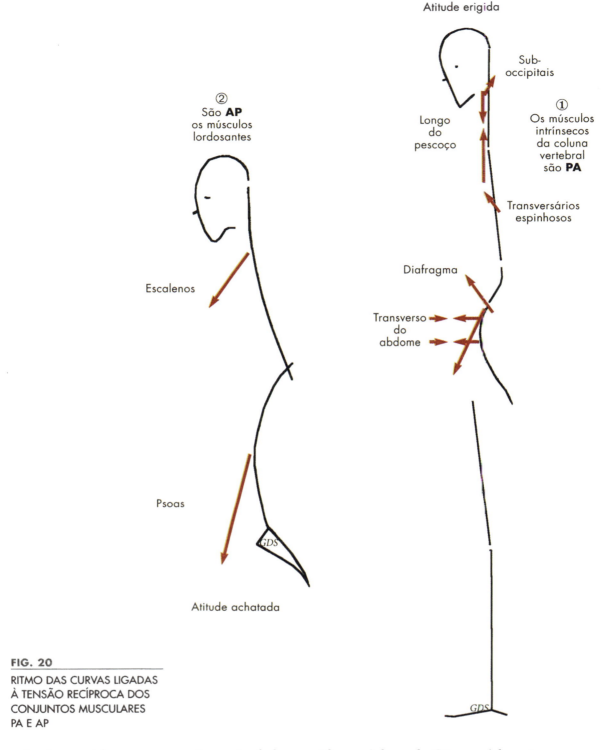

**FIG. 20**
RITMO DAS CURVAS LIGADAS À TENSÃO RECÍPROCA DOS CONJUNTOS MUSCULARES PA E AP

primeiras costelas ao pescoço. Por outro lado, a apófise espinhosa de C7, especialmente longa, constitui, quando sua posição não está muito fletida para a frente, uma alavanca particularmente eficaz, para suportar a carga suspensa ao corpo vertebral na frente.

Para bem respirar, nas condições de uma vida ativa, é preciso estar corretamente ereto e ritmado.

Podemos agora descrever os diferentes mecanismos dessa respiração natural.

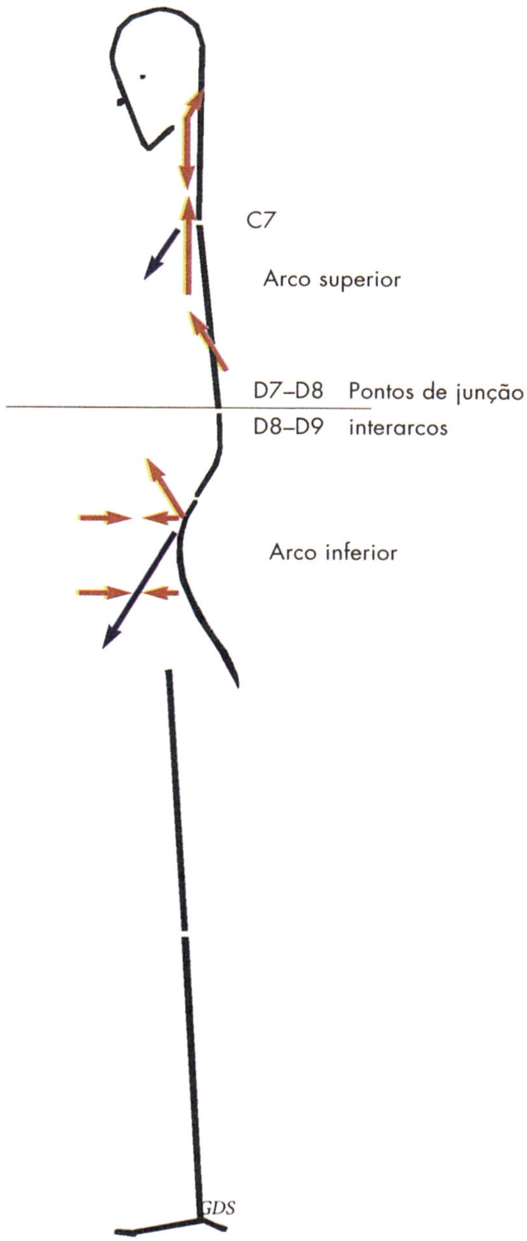

**PA:**
Longo do pescoço
suboccipitais,
transversários espinhosos,
diafragma,
e transverso do abdome.

C7

Arco superior

D7–D8   Pontos de junção
D8–D9   interarcos

**AP**
Escalenos
e psoas

Arco inferior

**FIG. 21**

ESQUEMA DA ATITUDE ESPONTÂNEA DE EXTENSÃO AXIAL PA RITMADA POR AP

Resulta dela esta forma de curvas vertebrais: a parte alta da coluna vertebral está em retificação, enquanto a lordose é mais acentuada no nível dorsolombar.

# MECANISMO DO AUTOCRESCIMENTO REFLEXO

## MÚSCULOS DE EREÇÃO VERTEBRAL REFLEXA

**Os pré-cervicais** (Figs. 22 e 23) fazem desaparecer a lordose cervical e orientam o topo do crânio para o zênite, antefletindo ligeiramente a cabeça.

O praticante de ioga busca conscientemente essa posição, colocando a nuca nesse leve tensionamento, que faz crescer a coluna vertebral.

**Os suboccipitais** (Fig. 22) são tensionados e levados para cima pela subida do occipital.

Os *pequenos retos posteriores e pequenos oblíquos* tomam ponto fixo aí para fazer recuar a primeira vértebra cervical sob o occiput.

Do mesmo modo, os *grandes retos posteriores* trazem C2 para cima, o que vai tensionar e dar um ponto fixo aos transversários espinhosos que aparecem neste nível.

Os *grandes oblíquos* fazem avançar C2 sob C1 e recuar C1 sobre C2, alinhando em retificação C2 sob C1 e coaptando a articulação odontoatloidiana.

**Os feixes musculares do transversario espinhoso** *são verdadeiros "sentinelas" das articulações vertebrais* (Figs. 22 e 23). Experiências eletromiográficas colocaram em evidência o fato de que os feixes musculares profundos da coluna vertebral, que pertencem à cadeia PA-AP, não participam necessariamente do movimento de arqueamento da coluna vertebral para trás, realizado pelos músculos paravertebrais mais superficiais;

Curiosamente, estes pequenos músculos *"se acendem"* e entram em atividade **para frear uma flexão da coluna vertebral.**

Então, parece que todas as camadas musculares que recobrem posteriormente a coluna vertebral não são, obrigatoriamente, solidárias e suscetíveis de realizar as mesmas funções. Quanto mais profundos os feixes musculares, quanto mais estreitamente associados ao sistema ligamentar de contenção articular, mais sua função pode ser comparada à da "sentinela", à de um *ligamento ativo* que protege a articulação e regula seus posicionamentos.

Os músculos de PA estão próximos dos ligamentos, cápsulas e aponevroses. Godelieve Denys-Struyf chama-os, de maneira simbólica, de **"músculos sentinelas".**

A ação dos feixes do transversário espinhoso vista sob esta óptica, pode ser descrita de uma maneira diferente da descrição clássica, que os inclui entre os músculos lordosantes da coluna vertebral.

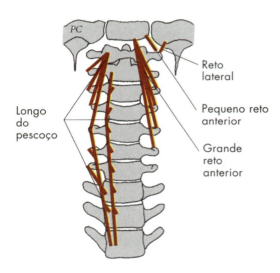

**FIG. 22**
OS PRÉ-CERVICAIS
O músculo longo do pescoço forra lateralmente a face anterior dos corpos vertebrais de C1 a D3.

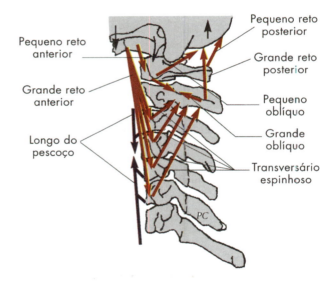

**FIG. 23**
MÚSCULOS DA EREÇÃO VERTEBRAL NA REGIÃO CERVICAL (SEGUNDO G.D.S.)
Os pré-cervicais: longo do pescoço, pequenos e grandes retos anteriores, reduzem a lordose cervical e orientam o topo do crânio para o zênite.
Os suboccipitais: os grandes e pequenos retos posteriores e os pequenos oblíquos puxam C1 e C2 para trás.
Os grandes oblíquos fazem avançar C2 e recuar C1 e coaptam a articulação odontoatloidiana.

Falaremos mais sobre a teoria de Godelieve Denys-Struyf, porém, antes de entrar nos pormenores, impõe-se recordar as referências anatômicas concernentes aos diferentes feixes dos transversários espinhosos.

Classicamente, existem duas teorias (Fig. 24).

**Winckler** descreve quatro feixes, que saem de uma mesma apófise espinhosa e unem-se aos topos das transversas das quatro vértebras subjacentes.

De outro lado, ele distingue os dois feixes que partem da raiz da espinhosa, ou seja, da lâmina da vértebra – *os curto e longo lamelares* – dos dois feixes que partem da espinhosa dessa mesma vértebra – *os curto e longo espinhosos.*

**Trolard** também descreve quatro feixes, que partem de uma apófise transversa para chegarem às lâminas e às espinhosas das quatro vértebras suprajacentes.

As duas teorias não são, na verdade, tão diferentes quanto parecem. Bastaria, para convencer-se disso, dispor todos os trajetos de todos os transversários espinhosos, em todos os andares vertebrais, procedendo ao modo de Winckler de um lado da coluna, e ao modo de Trolard, do outro lado. Obteremos a mesma imagem em forma de pinheiro (Fig. 25). Pareceria, simplesmente, que Trolard iniciou sua dissecção a partir do sacro e Winckler começou na cervical!

Terminando essa revisão anatômica, lembremos que os transversários espinhosos só estão presentes de C2 até o sacro, onde situam-se sob a porção aponevrótica da massa comum, que serve de ponto de ancoragem aos músculos paravertebrais mais superficiais e laterais.

Para bem compreender a fisiologia desses músculos, é preciso recordar o início da impulsão que percorre o encadeamento muscular póstero-anterior:

1. **O longo do pescoço e os pré-vertebrais** recuam a coluna cervical e antefletem ligeiramente a cabeça, o que tensiona os elementos musculares situados atrás da coluna.
2. **Os suboccipitais** são efetivamente tracionados pela subida do osso occipital. Fixados então na altura de suas inserções superiores, *eles ajustam a posição de C1 e de C2 sob o occiput.*

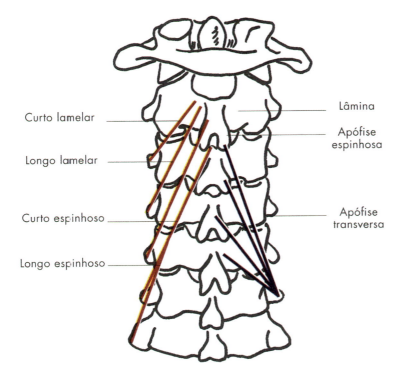

**FIG. 24**

OS FEIXES DO TRANSVERSÁRIO ESPINHOSO (SEGUNDO ROUVIÈRE)

Teoria de Winckler:
Quatro feixes a partir da lâmina e da espinhosa de uma vértebra para o topo das transversas das quatro vértebras (às vezes cinco) subjacentes.
Teoria de Trolard:
Quatro feixes a partir de uma transversa para as espinhosas das duas vértebras suprajacentes e as lâminas das duas seguintes.

Teoria de Winckler    Teoria de Trolard

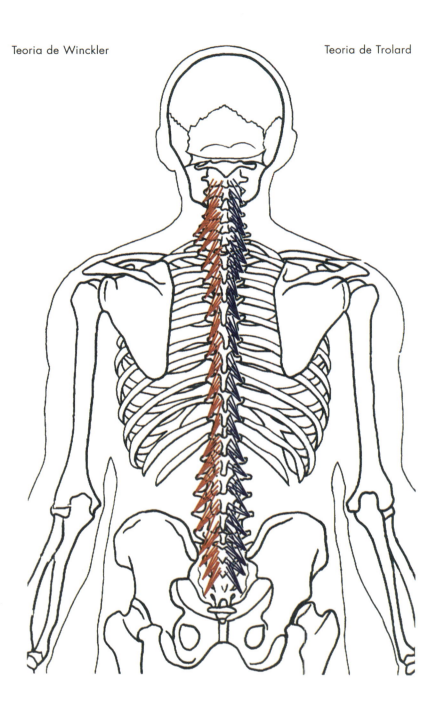

**FIG. 25**

FEIXES DOS TRANSVERSÁRIOS ESPINHOSOS NOS SEUS LUGARES

As duas teorias não são tão diferentes quanto parecem. Para convencer-se, basta dispor todos os "feixes" em todos os andares vertebrais, procedendo, de um lado, segundo Winckler, e, do outro, segundo Trolard. Obteremos a mesma imagem em forma de pinheiro.

3. **Desse modo, C2 torna-se ponto fixo para os primeiros feixes dos transversários espinhosos** (Fig. 26). Tensionados a partir de sua inserção alta, eles terão uma função particular, *a função de garantir, no ponto de melhor ajustamento, a coaptação justa das articulações vertebrais colocadas em extensão axial.*

Vamos analisar essa ação particular dos feixes dos transversários espinhosos nos diferentes níveis da coluna vertebral.

– **Na cervical** (Fig. 27): as espinhosas estão na mesma horizontal que as transversas e essas transversas estão orientadas lateralmente e à frente das lâminas.

Os feixes curtos *"recuam a vértebra de baixo relativamente à de cima"*. Se considerarmos que isso se reproduz em todos os níveis subjacentes a C2, *podemos conceber que eles podem fixar a coluna cervical em delordose.*

Segundo G.D.S.

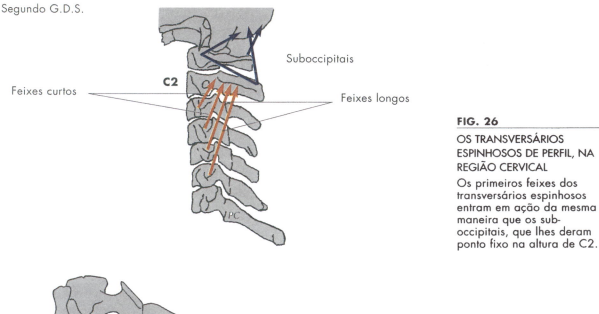

**FIG. 26**

OS TRANSVERSÁRIOS ESPINHOSOS DE PERFIL, NA REGIÃO CERVICAL

Os primeiros feixes dos transversários espinhosos entram em ação da mesma maneira que os sub-occipitais, que lhes deram ponto fixo na altura de C2.

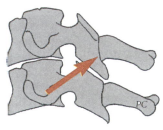

**FIG. 27**

AÇÃO DOS FEIXES CURTOS DOS TRANSVERSÁRIOS ESPINHOSOS

De um ponto de vista morfológico, as espinhosas das vértebras cervicais estão sobre uma mesma horizontal que as transversas e essas transversas estão orientadas lateralmente para a frente das lâminas.

Observação: Quando dizemos que uma vértebra "recua" ou "avança", não se trata de um macromovimento, nem sequer de um deslocamento, mas de uma tensão muscular que se exerce de modo a ...
Dizemos que os feixes curtos do transversário espinhoso, no nível cervical, recuam a vértebra de baixo sob a vértebra de cima no sentido de uma delordose. Isso poderia se traduzir assim: a coluna cervical já está em delordose pela ação dos pré-vertebrais. Então, as sentinelas das articulares cervicais vão impedir que a vértebra retome sua posição lordosada, por uma tensão que vai no sentido de uma translação para trás da vértebra em questão.

Os feixes longos, que cruzam perpendicularmente as superfícies articulares, são *sobretudo coaptadores*. Insisto no fato de que esta fisiologia só é possível se os músculos precedentes lhes oferecem um ponto fixo superior.

– **No segmento proclive da coluna dorsal** (Fig. 28): trata-se do trecho da coluna compreendido entre C7 e D8, que se inclina para a frente. As espinhosas das vértebras dorsais descem bastante, enquanto as transversas são elevadas, e ficam bem atrás das lâminas. Esse quadro muda completamente a orientação dos feixes do transversário espinhoso e, mais particularmente, do curto lamelar, que inverte sua ação relativamente aos seus homólogos cervicais (Figs. 28 e 29).

Os feixes curtos e longos lamelares não mais fazem recuar, mas, ao contrário, *fazem avançar a vértebra de baixo relativamente à de cima*.

No caso de uma cifose acentuada, por sua contração em corda de arco, eles se comportam como verdadeiros ligamentos ativos freadores da dissociação das articulações vertebrais posteriores por deslizamento para a frente da vértebra de cima sobre a de baixo (Fig. 29b).

<u>*Em todos os casos, de fato, eles cuidam de manter as superfícies articulares* vis-à-vis *(em face uma da outra), que é a verdadeira definição de coaptação*.</u>

37

**FIG. 28**

**OS FEIXES CURTOS DO TRANSVERSÁRIO ESPINHOSO NO NÍVEL CERVICAL E PROCLIVE DORSAL**

De um ponto de vista morfológico, as espinhosas das vértebras dorsais descem bem baixo, enquanto as transversas são elevadas e estão bem atrás das lâminas. Isso muda completamente a orientação dos feixes do transversário espinhoso e, mais particularmente, do curto lamelar, que inverte sua ação relativamente aos seus homólogos cervicais.

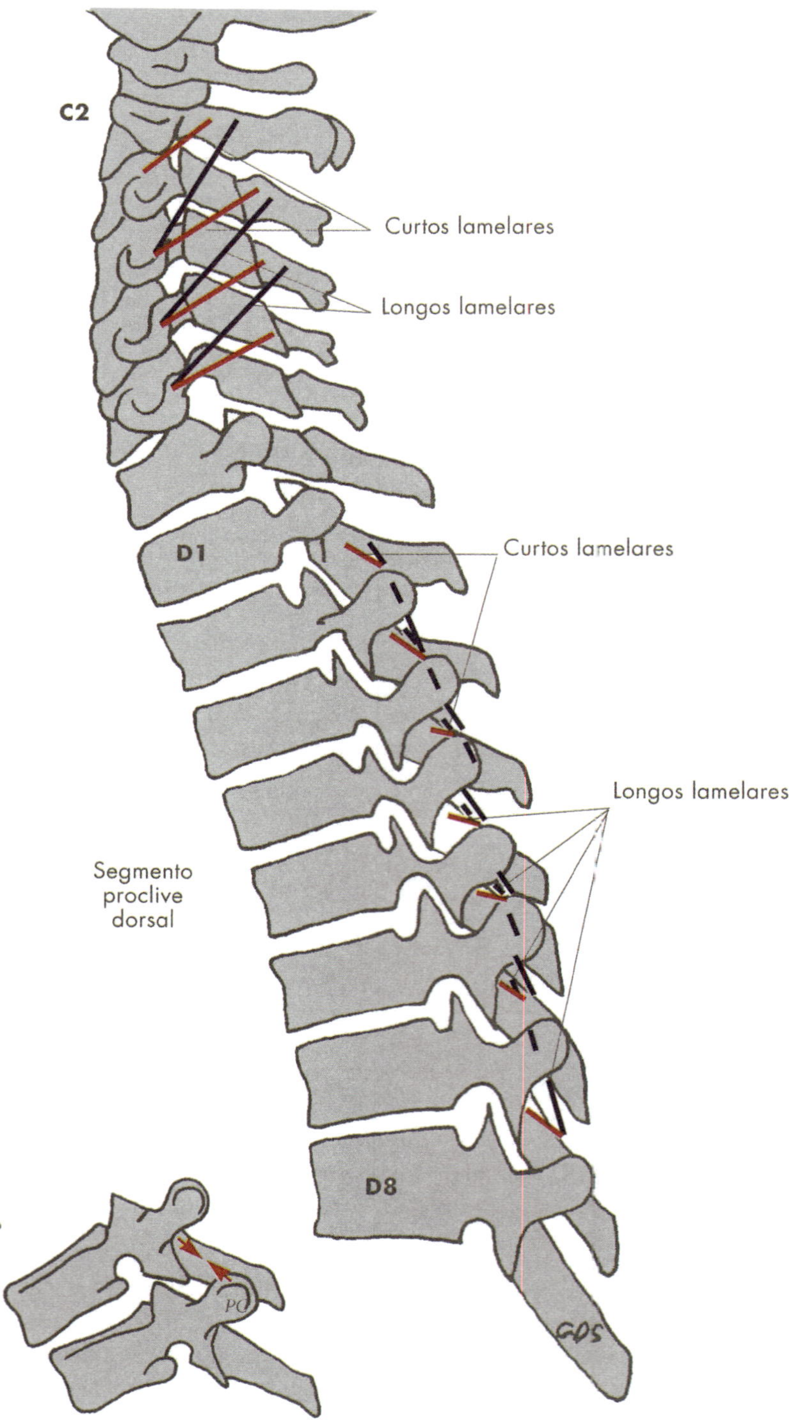

**FIG. 29**

**AÇÃO DO CURTO LAMELAR NO NÍVEL DORSAL PROCLIVE**

a) A partir de um ponto fixo superior, ele faz avançar a vértebra de baixo relativamente à de cima.

b) Neste nível, a gravidade tende a fletir este segmento e leva a vértebra de cima para a frente relativamente à de baixo. Ele se comporta então como um verdadeiro ligamento ativo freio da dissociação das articulações posteriores.

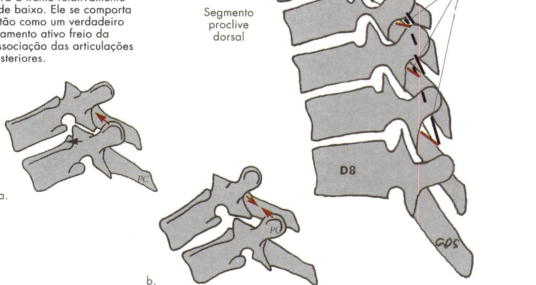

Quando existe uma grande decoaptação e, portanto, risco de entorse para os ligamentos intervertebrais, eles se espasmam e podem *bloquear em defesa* duas ou mais vértebras umas em relação às outras.

Os feixes curto e longo espinhoso, mantendo o ponto máximo da cifose numa verdadeira rede côncava (Fig. 30), têm o papel de *"defesa convexitária posterior" e intervêm para frear a cifose exagerada.*

A eletromiografia mostra que eles entram em ação cada vez que a cifose aumenta. São, aliás, freqüentemente espasmados e dolorosos nos indivíduos cifóticos.

– *No segmento declive da coluna dorsal:* isto é, o segmento vertebral de D8 a L3 que está inclinado para trás. A orientação das superfícies articulares posteriores, é mais uma vez, diferente e compreendemos que, nesta região, a gravidade tende a *decoaptar* e a levar as vértebras *em deslizamento para trás.*

Os feixes curtos *coaptam* (Fig. 31) *e limitam a "retrolistese"* com a ajuda dos pilares do diafragma.

A eletromiografia revela que os feixes longos intervêm somente para *frear o enrolamento do tronco.*

– *No nível lombar:* não existiria mais o curto lamelar, segundo o dr. Samuel. De qualquer modo, pela direção de suas fibras, os transversários espinhosos, não dispondo aí de um braço de alavanca suficiente no plano sagital, não são delordosantes como na região cervical, porém *unicamente coaptadores*, pois estão perpendiculares às superfícies articulares (Fig. 32).

– *No nível dorsolombar parece então que a lordose é favorecida, o que vem a favor da idéia que desenvolvemos nas páginas 22 e 23.*

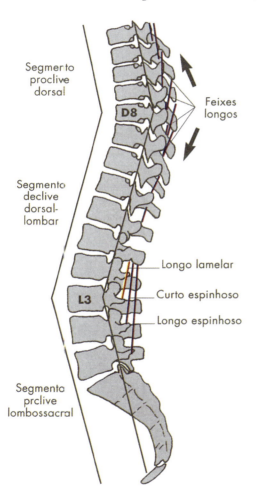

**FIG. 30**

OS TRANSVERSÁRIOS ESPINHOSOS NO NÍVEL DO SEGMENTO DECLIVE DORSOLOMBAR E NA REGIÃO LOMBAR

Na região dorsal, os feixes longos dos transversários espinhosos intervêm para frear a cifose excessiva.
Eles mantêm o ponto máximo da cifose numa verdadeira rede e se comportam como uma defesa convexitária (termo tomado de empréstimo ao dr. Samuel).
Na região lombar, segundo o dr. Samuel, não existiria o curto lamelar. De qualquer modo, pela direção de suas fibras, os transversários espinhosos não têm praticamente mais qualquer ação delordosante no plano sagital. Seriam até mesmo lordosantes.

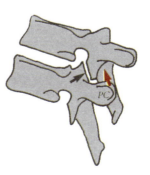

**FIG. 31**

AÇÃO DOS FEIXES CURTOS DO TRANSVERSÁRIO ESPINHOSO NO SEGMENTO DECLIVE DORSO-LOMBAR

A orientação das superfícies articulares é diferente, relativamente ao segmento proclive dorsal. Por essa razão os feixes curtos do transversário espinhoso voltam a ser aí coaptadores e limitam a retro-listése.

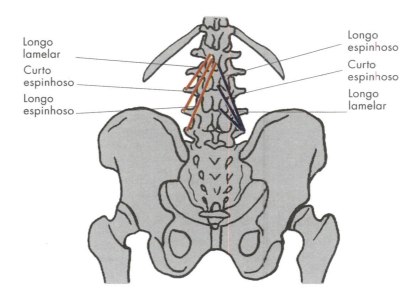

**FIG. 32**

OS TRANSVERSÁRIOS ESPINHOSOS NA REGIÃO LOMBAR

Segundo o dr. Samuel não existiria o curto lamelar no nível lombar. Sendo as superfícies articulares sagitais, os feixes do transversário espinhoso têm uma ação sobretudo no plano frontal, de coaptação das articulares.

Não existe uma única maneira de descrever as ações musculares. A diversidade das situações do corpo em movimento e das atitudes interfere, está claro, mas é sobretudo a solidariedade dos músculos, suas interações e as influências sofridas ao redor das cadeias articulares pelos encadeamentos aponevróticos que nos obrigam a considerar suas ações de outros pontos de vista.

## EREÇÃO VERTEBRAL REFLEXA

Agora que todos os protagonistas estão no lugar, podemos passar a descrever esse mecanismo (Fig. 33).

① Tudo começa em cima e na frente, por uma leve flexão da cabeça sobre a coluna cervical sob a ação dos músculos **pré-vertebrais**.

② Isto tem como resultado abrir o espaço suboccipital e estimular a ação dos músculos **suboccipitais** que, a partir de um ponto fixo superior, iniciam o recuo de C1 e de C2 sob o occiput.

A partir de C2 aparecem os **transversários espinhosos** que, ao coaptarem as articulares posteriores, vão favorecer o recuo das vértebras de baixo. Essa ação, combinada à do longo do pescoço (defesa convexitária na frente), leva à retificação cervical.

③ Esta impulsão se propaga, a seguir, para baixo, através dos **transversários espinhosos dorsais** que participam da eliminação das curvas até D9-D10.

④ A partir de D12, vimos que sua ação se torna desprezível e cede lugar aos agonistas-antagonistas que são **diafragma-psoas** e **transverso do abdome**, que jogam o jogo sutil da "lordose suficiente porém não excessiva"

Já vimos que neste nível predominam vários imperativos:

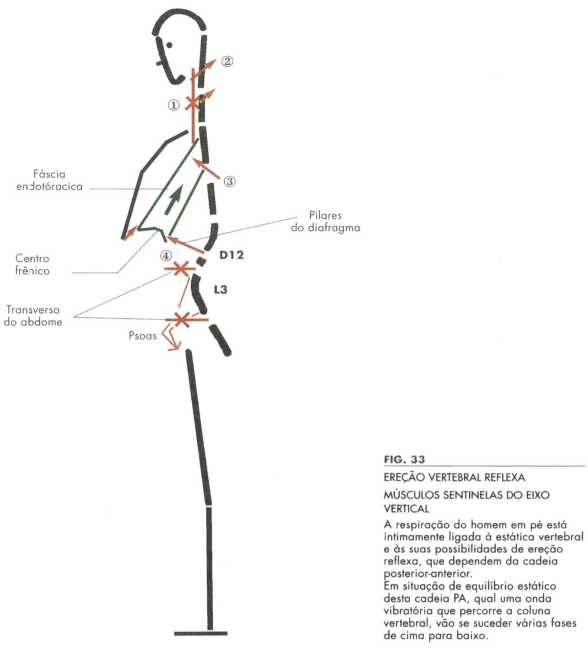

**FIG. 33**

EREÇÃO VERTEBRAL REFLEXA

MÚSCULOS SENTINELAS DO EIXO VERTICAL

A respiração do homem em pé está intimamente ligada à estática vertebral e às suas possibilidades de ereção reflexa, que dependem da cadeia posterior-anterior.
Em situação de equilíbrio estático desta cadeia PA, qual uma onda vibratória que percorre a coluna vertebral, vão se suceder várias fases de cima para baixo.

- **D12** deve ser mantida em boa posição *para garantir os arcos da coluna*, e é o diafragma que garante essa função estática.
- **L3** deve permanecer *horizontal e como ponto mais avançado da lordose*, e são os psoas que a mantêm em posição.

É a partir dessa vigilância raquidiana que vai ser possível a inspiração de tipo dinâmico.

# OS MECANISMOS DA RESPIRAÇÃO NATURAL

Foi indispensável descrever com precisão o diafragma, assim como suas relações com o resto do corpo, pois é ele o ator principal da respiração.

Isto posto, é preciso descrever os mecanismos periféricos, que vão participar dessa ação.

Como já observamos, convém distinguir entre:

– a respiração de tipo *adinâmico;*
– a respiração de tipo *dinâmico;*
– a respiração *forçada.*

## A RESPIRAÇÃO ADINÂMICA

É a respiração de repouso, do homem deitado ou sentado e com as costas apoiadas num encosto, ou ainda do homem de quatro. Ela responde a uma baixa necessidade de oxigênio pela própria falta de atividade. "Respira-se pelo ventre."

É uma ***respiração com mínima intervenção muscular.***

- nenhuma tensão no transverso
- nenhuma fixação das primeiras costelas
- nenhuma fixação dorsal

Essa respiração é **unicamente diafragmática** (Fig. 34A); o diafragma, ao se contrair, empurra a massa visceral e, ao fim desse percurso, encontra uma resistência e abre um pouco a base do tórax, que aumenta ligeiramente seu volume inferior.

Por essa razão a respiração torna-se de tipo **passivo,** normal e suficiente para a situação de repouso, e as posições do corpo não entravam o retorno venoso.

Entretanto, existem atitudes em pé "sem vigilância vertebral", atitudes em que falta a atividade dos músculos profundos da coluna vertebral. Tomemos o exemplo de uma *atitude de tipo AP sem apoio PA* (Fig. 34B). O modo respiratório adinâmico é adotado por essas tipologias, que apresentam uma atitude vertebral "afundada" ou "relaxada".

- A bacia é impulsionada para a frente sobre um recurvatum dos joelhos.
- O tórax é recuado e afundado, assim como o segmento dorsal superior.
- O pescoço projeta a cabeça para a frente.

Não estando suficientemente encordoada, a coluna não pode dar um ponto fixo aos músculos capazes de elevar as costelas, como os escalenos, mas, sobretudo, como o diafragma, através de seu ponto fixo sobre a fáscia endotorácica.

O jogo das pressões e depressões entre as cavidades torácica e abdominal é insuficiente, e, por essa razão, a circulação venosa e a linfática vão ser entravadas.

> *"Respirar com a barriga"* é completamente natural em situação de repouso, mas é completamente errado quando o tronco está ereto (ver quadro da Fig. 34).

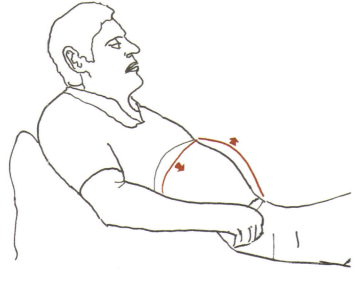

**FIG. 34A**

RESPIRAÇÃO ADINÂMICA

"Respirar com o ventre" em posição de repouso está correto.

Nota: Após um artigo de autoria de um professor de ioga, "A respiração pelo direito e pelo avesso", Claude Maréchal, que é também professor de ioga, confirmou-nos que a "respiração pelo direito" precisava ser melhor definida.

Segundo ele, em Madras (Índia), Desikachar atesta que os antigos admitiam a respiração torácica posterior.

A respiração chamada abdominal é uma respiração "pelo avesso" imposta pela necessidade de reeducar um organismo "onde nada mais respira".

**FIG. 34B**

ATITUDE ADINÂMICA

Esquema de G.D.S.
"Respirar com o ventre" em postura ereta é contrário à fisiologia.

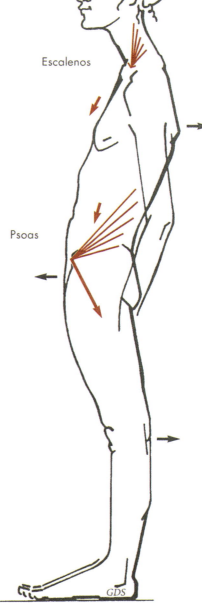

## A RESPIRAÇÃO FORÇADA DE TIPO ADINÂMICO

Não possuindo suporte vertebral para acionar os supracostais, a pessoa eleva o alto do tórax com os músculos anteriores (esterno-cleido-mastóideo, pequenos peitorais e outros), o que pode gerar espasmos e até mesmo sensações de angústia.

# A RESPIRAÇÃO DINÂMICA

Trata-se da respiração do homem em estado de vigilância, isto é, de pé e ativo. *Esta respiração está intimamente associada à estática vertebral e às suas possibilidades de ereção reflexa, que dependem da atividade dos músculos da cadeia póstero-anterior (PA).*

Em situação de equilíbrio estático, *vão se suceder várias fases de cima para baixo e de trás para a frente,* como uma onda vibratória que percorre a coluna vertebral e corresponde à ativação dos diferentes músculos responsáveis pela ereção reflexa, assim como daqueles que vão participar da *instalação do "cenário" necessário para que o diafragma possa representar o seu papel de ator principal* (Fig. 35).

## Inspiração de tipo dinâmico

Descreveremos todas as ações musculares começando de cima para baixo.

① ***Os escalenos fixam as duas primeiras costelas para cima, a partir do ponto fixo superior oferecido pelo recuar da coluna cervical.*** Isso garante o bom posicionamento do ângulo de Louis e evita a depressão inspiratória paradoxal do alto do tórax, que descreveremos mais adiante.

Por outro lado, eles colocam em alerta os músculos ***intercostais externos,*** cujas fibras têm direção oblíqua para cima e para trás, igual a das fibras dos escalenos e num prolongamemto delas (Fig. 12).

Os intercostais externos ocupam praticamente todo o espaço intercostal, a partir da articulação costotransversária atrás, até a articulação condrocostal na frente. Eles protegem a caixa torácica do achatamento causado pela pressão atmosférica.

Os intercostais médios ocupam apenas a parte anterior desse espaço, e os intercostais internos existem apenas lateralmente e a direção de suas fibras é diferente (para baixo e para trás).

A atividade dos intercostais externos, propagando-se então para baixo e para a frente, por todo o conjunto da caixa torácica, tem como efeito ***solidarizar as costelas.***

② **Na região dorsal, os supracostais prolongam os transversários espinhosos** cujas fibras têm a mesma direção, até o bordo superior das costelas inferiores (Fig. 36). Eles se estendem das apófises transversas das vértebras de C7 a D11 ao bordo superior das costelas subjacentes, na parte de dentro do ângulo posterior. Freqüentemente, o primeiro deles funde-se com o escaleno posterior. Seu tamanho aumenta gradualmente para baixo, e certos autores consideram que eles são ativos somente a partir do 3º arco costal.

Os supracostais, assim como os escalenos, têm a mesma direção de fibras que os intercostais externos, nos quais se prolongam. A contração dos primeiros coloca os outros em estado de vigília, inevitavelmente. *Eles mantêm no lugar o pequeno braço da costela, elevando-o.*

**O longo dorsal** (Fig. 37) pode então fazer girar o pequeno braço para baixo, sobre o próprio eixo, sem subluxá-lo e, assim, *manter a boa orientação do grande braço.* Recordemos de passagem que essa boa orientação do grande braço está mais próxima dos 45° de inclinação que da horizontal, como aparece freqüentemente nos livros de anatomia. Basta conferir no próprio corpo.

③ **Na região lombar os transversários espinhosos transmitem a tensão às inserções vertebrais do transverso do abdome.** O estado de vigília assim criado vai deixá-lo pronto a responder à contração de seu antagonista direto, o diafragma. Numerosos autores atribuem a ele o papel de dar ponto fixo ao centro frênico.

Porém não sou o único a pensar que é a *fáscia endotorácica que dá ponto fixo ao centro frênico* (Fig. 35), desde que, está claro, a coluna cérvicodorsal de C7 a D4 possa endireitar-

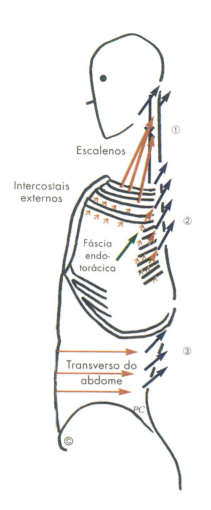

**FIG. 35**

MECANISMO DA RESPIRAÇÃO DINÂMICA – FASE INSPIRATÓRIA

Descrição das ações musculares que participam da instalação dos elementos cênicos necessários para que o diafragma possa representar o seu papel de ator principal.
A onda vibratória que se propaga de cima para baixo (em azul), vai também se propagar detrás para a frente (em vermelho).

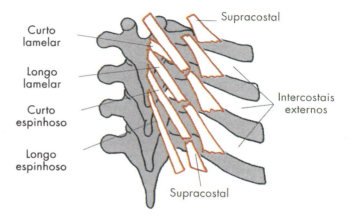

**FIG. 36**

ELOS ENTRE OS TRANSVERSÁRIOS ESPINHOSOS, OS SUPRACOSTAIS E OS INTERCOSTAIS EXTERNOS

Todos esses músculos mantêm ligações aponevróticas evidentes, que os solidarizam de alguma forma uns aos outros em sua ação. Além disso, possuem a mesma direção de fibras, o que favorece tanto mais a passagem da tensão de um para outro.

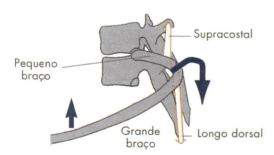

**FIG. 37**

COMPLEMENTARIDADE SUPRACOSTAL E LONGO DORSAL NO POSICIONAMENTO DAS COSTELAS

Os supracostais mantêm em seu lugar o pequeno braço da costela, elevando-o. O longo dorsal pode então fazer girar o pequeno braço para baixo sobre o próprio eixo sem subluxá-lo, e assim manter a boa orientação do grande braço.

se e dar-lhe ponto fixo em cima. *Entretanto, é verdade que o transverso do abdome controla a pressão intra-abdominal e a dirige para cima na inspiração, o que contribui para a ereção do tronco, de um lado, e evita o excesso de pressão na pequena bacia, de outro.*

Este mesmo transverso (*transversus abdominis*) se prolonga sobre a face endotorácica do externo pelo músculo **triangular do esterno** (*transversus thoracis*). Esses dois músculos são, aliás, representados como um único músculo, numa reprodução de dissecção, em cera, no Museu de Anatomia da Faculdade de Medicina de Florença.

A partir do esterno e do apêndice xifóide, o triangular do esterno envia digitações em estrela, para fora e para cima, para as 6ªs, 5ªs, 4ªs, 3ªs e 2ªs cartilagens condrocostais (Fig. 38).

*Ele suspende o esterno ao resto da caixa torácica ①, mas podemos também dizer que ele controla a elevação das costelas relativamente ao esterno.*

Veremos que nos casos de tensão excessiva, ele pode entravar consideravelmente o jogo das costelas

*A tonicidade dos grandes retos do abdome é, certamente, responsabilizada por manter o esterno vertical, enquanto o transverso controla a abertura do ângulo de Charpy e também o excesso de elevação do tórax inferior* (Fig. 38 ②), mecanismo que evita a dissociação esternocostal no momento da inspiração.

Uma vez tudo isso no seu lugar, o diafragma só precisa elevar o gradil costal em unidade solidária. *A torção do arco costal ao redor do próprio eixo permite que o diafragma aumente todos os diâmetros torácicos a partir do simples movimento de elevação da caixa torácica.*

Tudo o que acabamos de descrever reproduz-se a cada contração inspiratória do diafragma. Notemos que todos os músculos ativos nessa ação fazem parte de um mesmo encadeamento musculoaponevrótico, descrito por Godelieve Denys-Struyf sob o nome de *cadeia posterior-anterior* PA (Fig. 39).

## A fase expiratória na respiração de tipo dinâmico

Ela corresponde ao relaxamento das ações musculares descritas acima, com exceção da vigilância vertebral. Em particular na região cervical.

O que costumamos chamar de **"complacência" torácica** e que está, para citar Kapandji, "diretamente ligada à elasticidade dos elementos anatômicos do tórax e dos pulmões", leva a caixa torácica à sua posição inicial assim que ocorre o relaxamento das ações musculares descritas.

Para melhor compreender este fenômeno, **convém se deter um instante na fisiologia costal:** o arco costal articula-se posteriormente com o disco intervertebral e a apófise transversa da vértebra inferior (Fig. 37). Está articulado na frente com o esterno por intermédio da cartilagem costal.

As quatro primeiras costelas têm uma cartilagem própria cada uma, enquanto da 5ª à 10ª elas têm uma cartilagem comum. As duas últimas não se articulam na frente (flutuantes).

**FIG. 38**

O TRIANGULAR DO ESTERNO E O TRANSVERSO DO ABDOME

O triangular do esterno solidariza o esterno com as costelas, e as costelas, com o esterno.
O transverso do abdome controla a abertura do ângulo de Charpy e a expansão do contorno torácico inferior. Não participaria ele do fenômeno chamado de ampliação torácica?
Notemos que as inserções do diafragma estão muito ligadas às inserções dos dois transversos, como já observamos anteriormente.

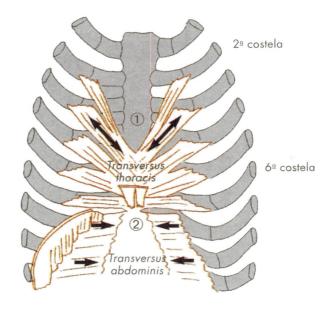

No seu movimento, a costela gira sobre o próprio eixo na altura de sua inserção discal, enquanto apóia-se na transversa que a sustenta por fora.

Se observarmos mais atentamente as costelas, da 4ª à 10ª, percebemos que elas *são torcidas sobre o próprio eixo*. Quando falamos de torção de um osso isto significa que suas duas extremidades apresentam rotações em sentidos opostos.

Para sentir a torção da costela, Godelieve Denys-Struyf propõe que ela seja comparada a um braço. Para fazer a experiência, estenda um dos braços à sua frente, segundo o esquema da Fig. 40a.

*A rotação é externa atrás* – para isso leve ativamente a raiz desse braço para baixo e para fora relativamente ao tronco.

*A rotação é interna na frente* – para isso, sem relaxar a rotação externa proximal, leve passivamente com a ajuda da outra a mão, o punho ou a mão para baixo e para dentro.

Sem relaxar a torção, *curve* esse braço para lhe dar a forma aproximada de uma costela, como mostra a flecha azul na Fig. 40B.

A rotação que é imposta à extremidade anterior do braço parece-se mais agora com uma rotação externa, por causa da forma curva que o braço tomou, mas ela continua a ser uma rotação interna, ou seja, o contrário da rotação da extremidade proximal.

Tente imaginar que esse braço é realmente uma costela suplementar e faça com que ele acompanhe o movimento da caixa torácica na inspiração e na expiração. O que acontece?

A inspiração acentua a rotação interna da extremidade distal da costela ao mesmo tempo que acentua a rotação externa de sua extremidade proximal. ***A costela se torce ainda mais durante a inspiração.***

***O esterno permanece vertical em todas as situações,*** na inspiração e na expiração, e desse modo ***a 8ª vértebra dorsal é mantida como o ponto máximo da cifose*** e se opõe assim à tonicidade excessiva dos músculos posteriores.

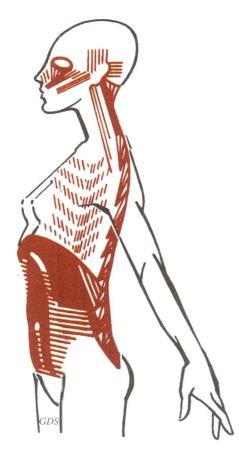

O esterno é mantido nessa boa posição pelo tônus dos grandes retos do abdome enquanto o triangular do esterno o solidariza às cartilagens costais da 2ª à 6ª (Fig. 38). É possível visualizar que, no momento do inspirar, as costelas coloquem este músculo em tensão por seu movimento de elevação e de rotação interna distal. Sua tonicidade, associada à elasticidade das cartilagens costais, à maneira de um elástico que foi estirado, traz de volta o tórax anterior para baixo.

A fase expiratória será passiva, exceto na expiração forçada.

## A RESPIRAÇÃO FORÇADA

A partir do que ocorre na respiração dinâmica natural, dois outros conjuntos musculares secundários vão intervir na respiração forçada.

**FIG. 39**

ENCADEAMENTO MUSCULAR POSTERIOR-ANTERIOR
Esquema de Godelieve Denys-Struyf
Ele está presente apenas no tronco e compreende dois grupos de músculos:
– Músculos mais posteriores, entre os quais os transversários espinhosos, constituindo o grupo das sentinelas do eixo vertical.
– Músculos mais anteriores, entre os quais o diafragma, constituindo o grupo dos respiradores e pressores.

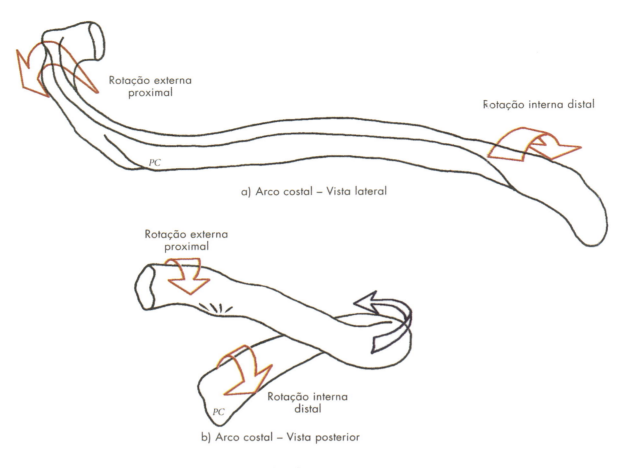

**FIG. 40**

A TORÇÃO DO ARCO COSTAL

a) A costela é torcida sobre o próprio eixo e essa torção associa uma rotação externa proximal a uma rotação interna distal (flechas vermelhas).
b) Ela também se curva no sentido do comprimento e para dentro (flecha azul).

Vimos três conjuntos musculares, um dos quais é duplo, colocados em ação pelo equilíbrio do corpo em pé, no plano anteroposterior: AM, PM e PA-AP.

Godelieve Denys-Struyf ainda descreve mais dois grupos musculares que determinam um modo de equilíbrio observável, sobretudo no plano frontal. São eles:

– **O encadeamento póstero-lateral PL**, que está associado ao alargamento da base de apoio (Fig. 41). Fazem parte dessa cadeia todos os músculos do corpo cuja função é *abduzir* e *afastar*.

Pernas afastadas, base de sustentação larga, braços afastados, costelas afastadas em inspiração, tórax largo, trata-se de uma pulsão comportamental que "ocupa espaço", que tende para a expansão.

– **O encadeamento anterolateral AL** está associado ao encolhimento da base de apoio (Fig. 42). Pernas apertadas, até mesmo cruzadas, a base de sustentação fica reduzida ao mínimo. Todos os músculos do corpo cuja função é *aduzir, apertar,* fechar, entram em ação quando essa cadeia é ativada.

Braços próximos do tronco, cruzados sobre o tórax, costelas abaixadas, tórax fechado em expiração, trata-se de uma atitude comportamental discreta, até mesmo apagada.

Quando aumentam as necessidades de oxigênio, a respiração forçada requer a intervenção de outros músculos, alguns dos quais pertencem a essas duas cadeias. Estes, como veremos, são recrutados a partir da ação dos músculos eretores da coluna vertebral e por intermédio de "**músculos de revezamento**" ou de ligação (Fig. 43).

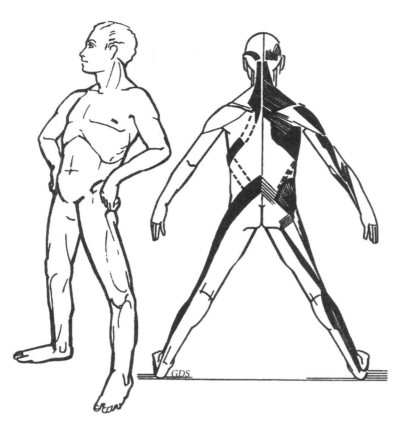

**FIG. 41**

ENCADEAMENTO PÓSTERO-LATERAL
Segundo G.D.S.
Os músculos de PL afastam os membros em rotação externa. A atitude é aberta.

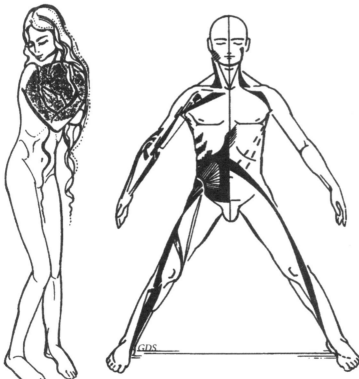

**FIG. 42**

ENCADEAMENTO ANTEROLATERAL SEGUNDO G.D.S.

Os músculos de AL aproximam os membros em rotação interna. A atitude é fechada.

**Na inspiração**, os músculos inspiradores das cadeias PA-AP chamam em seu auxílio os músculos da cadeia PL, em especial o *grande denteado*, que vai reforçar a elevação das costelas. Isso acontece se a coluna vertebral estiver ereta e puder dar um ponto fixo aos in-

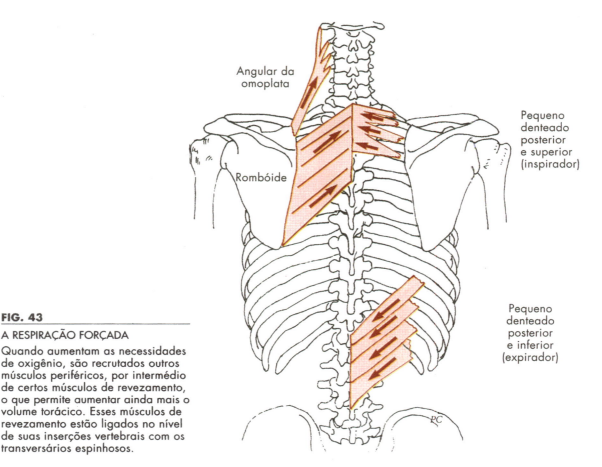

**FIG. 43**

A RESPIRAÇÃO FORÇADA

Quando aumentam as necessidades de oxigênio, são recrutados outros músculos periféricos, por intermédio de certos músculos de revezamento, o que permite aumentar ainda mais o volume torácico. Esses músculos de revezamento estão ligados no nível de suas inserções vertebrais com os transversários espinhosos.

terescapulares para fixar a omoplata, zona de inserção superior do grande denteado. Os músculos fixadores da omoplata são:

**O angular** que, a partir de suas inserções na apófise transversa do atlas e nos tubérculos posteriores das transversas das 2ª, 3ª, 4ª e 5ª cervicais, junta-se ao ângulo superior da omoplata que ele puxa para cima. Ele impede a cavidade glenóide de bascular para cima.

**Os rombóides**, que fixam o bordo espinhal da omoplata à porção inferior do ligamento cervical, à apófise espinhosa de C7 (pequeno rombóide) e às espinhosas de D1 à D4 ou D5 (grande rombóide). Eles fixam a omoplata, impedindo a báscula da cavidade glenóide para cima.

**O grande denteado** (parte de PL), à partir de sua inserção superior, fixada no bordo espinhal da omoplata, junta-se, na frente e lateralmente, às nove ou dez primeiras costelas. *Sua ação faz aumentar o diâmetro lateral do tórax.*

Devemos ainda acrescentar os **pequenos peitorais** que, tendo um ponto fixo escapular sobre a apófise coracóide, *acentuam a elevação das 3ª, 4ª e 5ª costelas.*

N.B. – Observamos que não é desejável a solicitação muito freqüente desse músculo na respiração, mesmo forçada, pois provoca sua crispação e determina toda uma sintomatologia específica, com dificuldades respiratórias e sensações de angústia.

O músculo **longo dorsal**, do qual já falamos, pode também intervir, graças às suas inserções no pequeno braço das costelas, porém sob a condição de deixar os supracostais representarem corretamente seu papel de antagonistas complementares, mantendo no lugar o pequeno braço (Fig. 37).

Interrompo aqui a enumeração dos possíveis participantes na inspiração forçada, pois, como veremos no próximo capítulo, os músculos recrutados serão diferentes segundo a tipologia do indivíduo, sem que isso seja necessariamente fisiológico.

**Na expiração**, quando uma intervenção muscular se faz necessária para acentuar e acelerar a expiração, o músculo transverso do abdome, da cadeia PA-AP, torna-se mais ativo e induz a participação do encadeamento anterolateral.

Esta AL vem então em socorro de PA-AP com certos músculos como o **pequeno denteado posterior-superior**. A partir de suas inserções nas espinhosas das vértebras de C7 a D3, ele pode aumentar a elevação dos quatro primeiros arcos costais, aos quais se junta um pouco para fora do ângulo posterior.

Esta ação também pode se prolongar para os **pequenos oblíquos**, **os grandes retos** abdominais, sem esquecer o **grande dorsal** que, a partir de um ponto fixo no ilíaco, pode puxar para baixo suas inserções sobre as quatro últimas costelas.

Esta lista de músculos que participam da expiração forçada é incompleta, pois muitos outros, cuja ação sobre a respiração não é sua vocação primeira, também podem trazer sua contribuição.

## A RESPIRAÇÃO PARA REEDUCAR

A respiração natural *reflexa*, como a define Godelieve Denys-Struyf, necessita de uma grande liberdade articular e, portanto, muscular, na caixa torácica e no conjunto do corpo.

Em certos casos, somos levados a recorrer, no início do tratamento, a certas maneiras de respirar, não para educar, mas para liberar o corpo de suas tensões ou para obter um ganho de mobilidade nas articulações torácicas.

É, por exemplo, o caso, quando um mezierista pede ao paciente para estufar a barriga na expiração. Não se deve ver nisso um aprendizado de como respirar corretamente, mas simplesmente **um modo de obter um certo aumento da mobilidade torácica para baixo.**

Para Françoise Mézières, todos os indivíduos tendem a estar bloqueados em inspiração. O expirar facilita o relaxamento pelo alongamento dos músculos envolvidos no bloqueio torácico em posição inspiratória. É por essa razão que, no método Mézières, o tempo forte, ativo, é a expiração. Porém, por vezes, isso leva certos pacientes a pensar que somente a expiração é ativa. Trata-se na verdade de ganhar mais amplitude para a expiração, mas, em nenhum momento Françoise Mézieres afirmou que essa era a melhor maneira de respirar.

Dizia ela que *"é tão absurdo ensinar alguém a respirar quanto querer ensiná-lo a fazer circular o sangue em suas veias".*

Por vezes, o terapeuta pode insistir na elevação das costelas inferiores para liberar o tórax das tensões abdominais excessivas, casos específicos que colocaremos no seu contexto em seguida.

***Certas técnicas nem se preocupam em melhorar a respiração, mas esta é utilizada apenas como meio para outros fins.*** É o caso de numerosas técnicas de meditação que "manipulam" a conexão entre o controle voluntário e o controle automático da respiração.

De um ponto de vista geral, o corpo é sensível à quantidade de $CO_2$. Se a taxa aumenta, a respiração se acelera, e se a taxa diminui, a respiração torna-se mais lenta.

***Aumentando a quantidade de oxigênio no sangue por hiperventilação, desencadeamos espasmos convulsivos dos músculos e o corpo passa a ser inundado de sensações que dominam então os centros de atenção.*** Isso pode até chegar ao estado de transe. É o que se usa nas técnicas de "rebirth".

***Se a quantidade de $CO_2$ aumenta, obtemos, ao contrário, uma inibição das sensações.*** É por esse mecanismo que podemos acalmar uma crise de tetania, fazendo o paciente respirar dentro de um saco plástico.

Freqüentemente é necessário liberar a respiração num primeiro tempo. Em seguida é possível falar de aprendizagem, desde que essa aprendizagem recorra ao inconsciente e às sensações vindas do interior, de preferência ao mental.

## CONCLUSÃO DO CAPÍTULO 2

Neste mundo desumanizado, o homem, condenado a viver excessivamente no agir, não mais respira. As tensões musculares acumuladas progressivamente o encadeiam e entravam o jogo diafragmático. Toda emoção influi diretamente sobre o ritmo cardíaco e respiratório, assim como sobre o equilíbrio das pressões entre as duas cavidades, torácica e abdominal.

O diafragma encontra-se entre os primeiros músculos afetados pela emoção. Ele também é atingido pela melancolia, pelo medo, pela angústia, pela cólera. Somente a alegria o libera.

Certas expressões populares são reveladoras:

"manter a respiração em suspenso"
"cortar a respiração"
"ficar sem fôlego"
"ficar sem ar".

Dizemos também a alguém que nos contraria: "me deixe respirar"!

Enfim, quantas coisas escondidas ressurgem freqüentemente no momento da liberação do diafragma, criando embaraços ao terapeuta manual e necessitando, às vezes, de um acompanhamento psicoterapêutico paralelo. O diafragma, não seria ele como uma verdadeira fita gravada que contém a história da pessoa? Essa história pode sufocá-la inconscientemente, e o corpo então necessita trapacear para poder ainda respirar.

Liberar a respiração, não seria isso uma primeira etapa para a comunicação?

# CAPÍTULO 3

# OS EFEITOS DA RESPIRAÇÃO SOBRE AS OUTRAS PARTES DO CORPO

## O DIAFRAGMA, "PONTO DE EQUILÍBRIO DO CORPO INTEIRO"

### INFLUÊNCIA DA ATIVIDADE DIAFRAGMÁTICA SOBRE AS PRESSÕES INTRATORÁCICA E INTRA-ABDOMINAL

**A contração do diafragma na inspiração de tipo dinâmico** acarreta o abaixamento instantâneo do centro frênico, que empurra a massa visceral para baixo.

*Esta permanece contida graças à tonicidade do músculo transverso abdominal, que <u>dirige a pressão para cima e evita assim que ela se comunique à pequena bacia</u>* (Fig. 44).

A esse respeito, certos terapeutas pedem aos pacientes ou alunos para "preencher a barriga" na inspiração, e estes se apressam a estufar o ventre, por erro de interpretação. Isso entrava a boa fisiologia do transverso. Eu prefiro fazer uso da imagem utilizada pelos orientais, quando pedem para "trazer o ar que está ao redor de si para o ventre, para *preenchê-lo*, ao mesmo tempo que se preenchem os pulmões" (Fig. 45).

Voltemos à *pressão: enquanto ela aumenta no abdome, ela diminui brutalmente no tórax.* Isso se deve ao fato de os pulmões serem solidários com as paredes da caixa torácica e com a aponevrose do diafragma, por intermédio das pleuras, e serem repentinamente dilatados para baixo pela descida do centro frênico.

*Esta brusca depressão convida o ar a penetrar nos pulmões e, num segundo tempo, a elevação do gradil costal pelo diafragma completa esse preenchimento.*

Por outro lado, o aumento de pressão no abdome comprime as veias, **empurrando o sangue venoso para o tórax** que, justamente, se encontra em pressão negativa.

**Quando o diafragma se relaxa**, os pulmões e a caixa torácica, dilatados pela entrada do ar no estágio anterior, só querem retomar seu volume inicial. *É o que incita o ar a novamente sair dos pulmões.*

*A pressão é então bastante forte nos pulmões e menor no abdome*, graças ao relaxamento da contração diafragmática. Notemos que o transverso permanece vigilante, e graças unicamente ao seu tônus, continua a conter o abdome.

As vísceras abdominais são verdadeiramente aspiradas para o alto pela subida do centro frênico. Certos autores falam de ***imantação diafragmática***, que se faz sentir até dentro da pequena bacia (Fig. 44).

*Esta brusca depressão intra-abdominal permite que o sangue venoso dos membros inferiores aí penetre.*

A atividade diafragmática, ao alternar as pressões entre cavidade torácica e cavidade abdominal, favorece o retorno venoso para o coração.

## INFLUÊNCIA DA ATIVIDADE DIAFRAGMÁTICA SOBRE AS VÍSCERAS ABDOMINAIS

**O fígado e o estômago** são os mais diretamente implicados. Eles são deslocados lateralmente para fora e para o alto, na inspiração, e para dentro e para baixo, na expiração (Fig. 46).

Porém, como observamos antes, como todo o conteúdo abdominal está ligado mais ou menos diretamente ao diafragma, todas as vísceras abdominais são influenciadas pelo jogo diafragmático.

**O intestino grosso** também sofre as repercussões desse movimento, por intermédio dos tractos fibrosos que o suspendem ao fígado e ao estômago, mas também às paredes laterais do abdome (aponevrose do transverso). Por serem os seus ângulos puxados para cima e para fora *a cada inspiração, o cólon, em suas diferentes porções – ascendente, transverso e descendente – sofre um ligeiro alongamento, seguido de um relaxamento na expiração.* Isso deve certamente facilitar o trânsito intestinal.

Vimos a que ponto *os rins* estão ligados às aponevroses do diafragma e dos psoas. Nas tipologias bloqueadas em expiração, o centro frênico é mantido abaixado e os rins ficam em posição baixa, dando a impressão de uma real ptose.

O relaxamento das tensões musculares abdominais responsáveis (pequenos oblíquos, entre outros) permite, em certos casos, o seu reposicionamento.

Os escalenos e os psoas, que são músculos da cadeia AP, se prolongam nas fáscias viscerais e **constituem assim um elo entre a coluna vertebral e as vísceras**. Ora, este elo é ritmado pelo diafragma, do qual ele segue os movimentos (Fig. 47).

O diafragma realiza uma verdadeira "massagem pneumática" das vísceras abdominais.

A respiração reflete o ***ritmo vital de expansão-retração*** e a ritmicidade da contração diafragmática se propaga ao corpo inteiro, influenciando as diferentes funções do organismo. Isso explica os efeitos a distância que sua liberação pode provocar.

Veremos, nos próximos capítulos, como esse movimento pode ser entravado pelo excesso de tensão em certas cadeias miofasciais, cada uma delas acarretando um bloqueio específico.

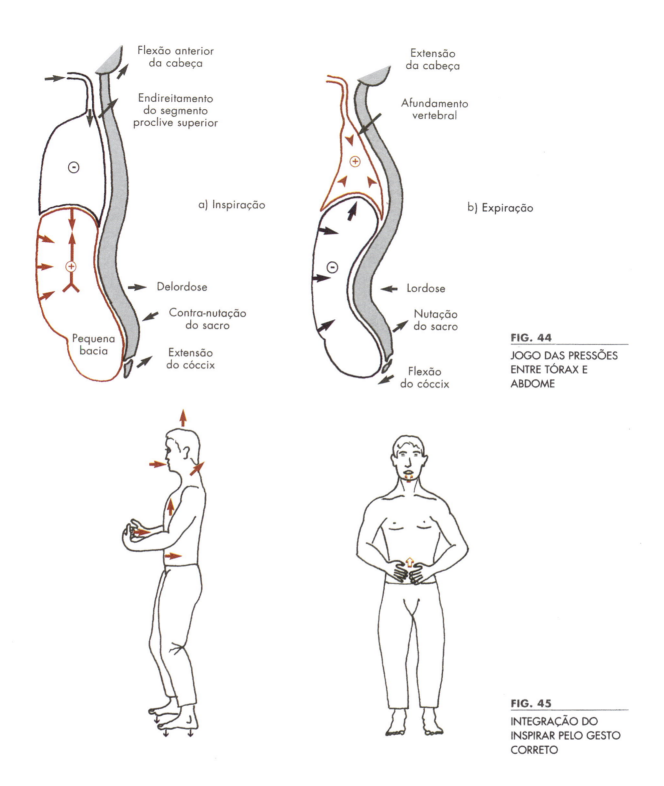

**FIG. 44**
JOGO DAS PRESSÕES ENTRE TÓRAX E ABDOME

**FIG. 45**
INTEGRAÇÃO DO INSPIRAR PELO GESTO CORRETO

## RELAÇÕES ENTRE O DIAFRAGMA TORÁCICO E OS OUTROS DIAFRAGMAS

### O DIAFRAGMA PÉLVICO

Este segundo diafragma, situado diante do primeiro, é formado *pelo plano profundo ou superior do períneo* (Fig. 48). Este plano compreende os seguintes músculos:

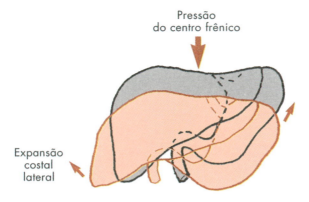

O fígado está diretamente influenciado pela contração diafragmática e sofre um movimento de "rotação externa" na inspiração e "interna" na expiração.

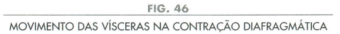

**FIG. 46**
MOVIMENTO DAS VÍSCERAS NA CONTRAÇÃO DIAFRAGMÁTICA

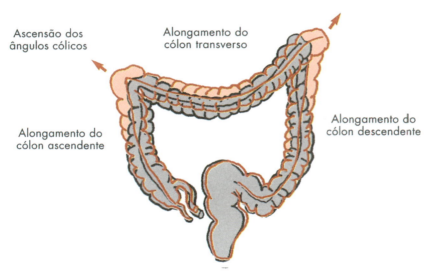

Os ângulos cólicos são puxados para cima e para fora na inspiração por estarem ligados lateralmente às paredes do tórax.

**As partes esfincteriana e elevadora do elevador do ânus,** cujas inserções laterais se prolongam na aponevrose do obturador interno, que forra a face endopelviana da membrana obturadora.

Este se coloca atrás e se reflete sobre o osso ilíaco, na pequena chanfradura isquiática, antes de juntar-se, acompanhado pelos gêmeos superior e inferior, à fossa digital na face interna do grande trocanter.

**Os ísquiococcigianos,** que se prendem aos bordos laterais do cóccix e da parte inferior do sacro.

**O piramidal da bacia** vem completar esse diafragma pélvico na parte de trás. Ele se estende a partir do contorno dos 2º, 3º e 4º buracos sacrais até a face anterior do sacro. Ele sai da bacia pela grande chanfradura isquiática e vai até o bordo superior do grande trocanter.

*Podemos afirmar que o piramidal, assim como o obturador interno, são ao mesmo tempo músculos do períneo e músculos pelvitrocanterianos.*

Este plano muscular recebe os órgãos contidos na pequena bacia e está, portanto, implicado nas modificações de pressão no abdome e na pequena bacia.

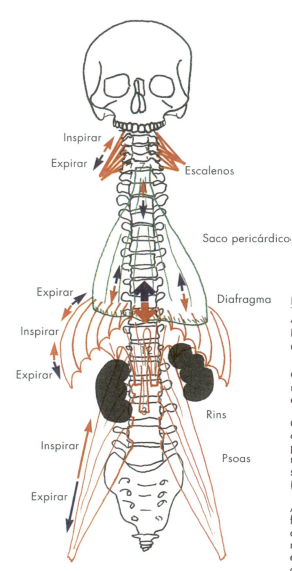

**FIG. 47**

A AP CONSTITUI UM ELO RÍTMICO ENTRE O EIXO RAQUIDIANO E AS OUTRAS PARTES DO CORPO

Os músculos da cadeia AP prolongam-se nas fáscias viscerais e constituem assim um elo entre a coluna vertebral e as vísceras.

Os escalenos suspendem a caixa torácica à coluna cervical e certos autores descrevem um prolongamento aponevrótico ou, por vezes, muscular, que suspende o fundo de saco superior da pleura à apófise transversa de C7 (Testut).

A fáscia endotorácica suspende o centro frênico, ao qual as vísceras estão suspensas, à coluna dorsal. Os psoas suspendem os membros inferiores à coluna lombar. Este elo é ritmado pelo diafragma, do qual ele segue os movimentos.

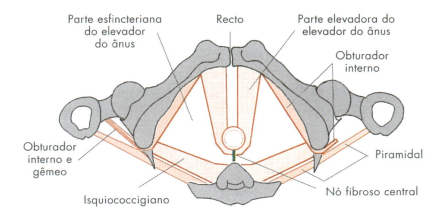

**FIG. 48**

PLANO PROFUNDO DO PERÍNEO – VISTA INFERIOR

O músculo elevador do ânus insere-se na aponevrose do obturador interno. O piramidal da bacia completa atrás os músculos do assoalho pélvico.

– **Na inspiração,** o aumento da pressão intra-abdominal coloca passivamente em tensão o assoalho pélvico, assim como o obturador interno, que lhe está fortemente ligado, e o piramidal, que o completa na parte de trás

Constatamos que:

– *O obturador interno* leva a asa ilíaca em nutação (retrobáscula ao redor da articulação sacro-ilíaca) e o fêmur em rotação externa.

– *O piramidal* puxa o sacro em contranutação (verticalização do sacro relativamente à articulação sacroilíaca) assim como o fêmur em rotação externa (Fig. 49).

No inspirar, o cóccix se endireita em extensão, ao mesmo tempo que o sacro se verticaliza (Fig. 44a).

No expirar, o cóccix se flete, enquanto que o sacro se horizontaliza (Fig. 44 b).

<u>*Tudo parece contribuir para que o diafragma pélvico mantenha o mesmo comprimento, tanto na inspiração quanto na expiração.*</u> Posto em tensão pelo aumento da pressão intra-abdominal, no momento da inspiração, este plano profundo do períneo resiste pelo seu tônus próprio, sem que ocorra contração verdadeira, ao modo de uma membrana elástica. <u>*Trata-se efetivamente de um diafragma.*</u>

Tudo o que acabamos de ver leva a uma **retroversão global da bacia no momento da inspiração**.

Os músculos que basculam a bacia são também rotadores externos do fêmur, e ***essa rotação externa proximal ganha todo o membro inferior,*** por intermédio da cadeia póstero-lateral, da qual, aliás, esses músculos fazem parte (Fig. 41).

A ligeira flexão anterior da cabeça, a delordose da coluna cervical e o recuo do segmento proclive da coluna vertebral põem em tensão os angulares e os rombóides, músculos fixadores das omoplatas. Eles trazem as omoplatas para trás e recrutam os músculos da cadeia póstero-lateral, cuja contração induz uma imposição de rotação externa para todo o membro superior.

***Eis porque, talvez, a inspiração se acompanha*** quase ***sempre de uma rotação externa das cinturas e dos membros.***

– **Na expiração,** a caixa torácica leva consigo, na sua descida, a coluna cervical em lordose, por intermédio da ação dos escalenos.

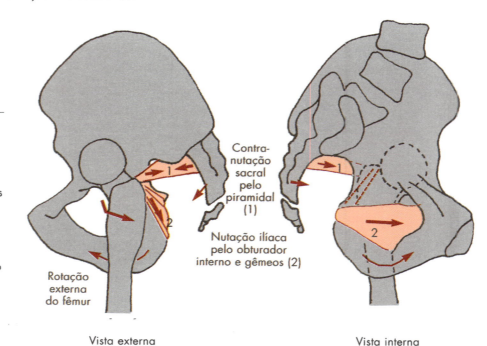

**FIG. 49**

AÇÃO DO PIRAMIDAL E DO OBTURADOR INTERNO

Os piramidais levam o sacro em contra-nutação, os obturadores internos puxam o osso ilíaco em nutação.
A nutação e a contra-nutação correspondem a movimentos somente do sacro ou somente do ilíaco, ou ainda de um relativamente ao outro, porém movimentos que se dão ao redor das articulações sacro-ilíacas.

Os músculos psoas e ilíacos, tendo sofrido um alongamento para o alto, na inspiração, retomam o controle de L3 e dos ilíacos, que levam para a frente. A lordose retoma seu lugar nos diferentes andares da coluna, enquanto a imposição em rotação externa desaparece.

Se forçarmos a expiração, recrutaremos músculos da cadeia anterolateral AL, que é *rotadora interna das cinturas e dos membros.* Por essa razão, Françoise Mézières fazia com que se mantivessem os membros e as cinturas em rotação externa durante a expiração, a fim de obter um maior alongamento dos músculos rotadores internos.

## O DIAFRAGMA FARINGIANO

Há um **terceiro diafragma**, na parte superior da cavidade torácica, que é um pouco mais complexo. Ele representa um papel em diferentes funções fisiológicas (Fig. 50):

— a tosse
— a deglutição
— a fonação

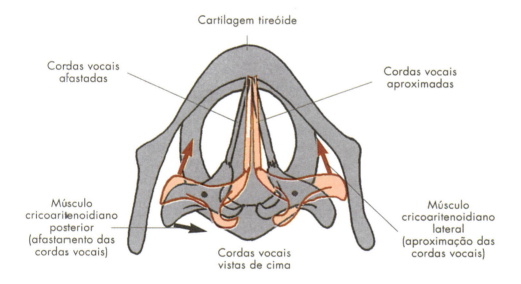

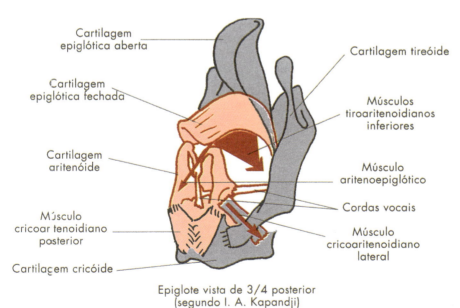

**FIG. 50**

DIAFRAGMA FARINGIANO

Segundo Kapandji, esses dois sistemas constituem o diafragma faringiano, que permite, além de outras coisas, regular a pressão intra-torácica em complementaridade com o diafragma torácico.

**Na tosse,** *as cordas vocais* aproximam-se, fechando momentaneamente o orifício superior das vias aéreas. Esse fechamento que sucede a uma forte inspiração e vem associado à contração de músculos expiradores, tendo em vista fazer aumentar a pressão intratorácica.

A glote é brutalmente relaxada a fim de criar uma violenta explusão de ar, destinado a propulsionar para o exterior o corpo estranho, que é causa da irritação brônquica ou o muco.

**Durante a deglutição,** o fechamento *da glote* permite evitar os casos de "desvio", isto é, de entrada nos pulmões de corpos estranhos (de alimentos, no caso em questão). É interessante constatar que o jogo diafragmático fica momentaneamente interrompido, durante a deglutição.

A glote se fecha igualmente durante os esforços abdominais. Esses dois fenômenos são, naturalmente, reflexos.

**Na fonação,** o jogo diafragmático é controlado ou até mesmo interrompido momentaneamente, de maneira a modular a saída do ar, para fazer vibrar as cordas vocais.

A laringe se eleva para produzir sons agudos e se abaixa para os sons graves. Esse deslocamento vertical não ultrapassa 2 a 3 cm, fisiologicamente, porém, faz necessária uma certa liberdade dessa laringe, da qual já falamos quando de sua descrição anatômica.

Lembro-me de uma sessão de trabalho corporal, conduzida por um amigo brasileiro, Ivaldo Bertazzo, durante a qual ele nos pedira que pronunciássemos sons repetidos com a consoante G, como gua, gua, gué, gué, gui, gui etc... com o propósito de obter a liberação do diafragma.

A emissão desses sons obriga a aumentar o tempo expiratório sobre uma contração diafragmática sustentada. Quando se interrompe o esforço segue-se um relaxamento (contrair-relaxar?)

> O diafragma superior dispõe então de cordas vocais e da glote, verdadeiros esfíncteres para a cavidade torácica.

## O DIAFRAGMA CRANIANO

Os osteopatas descrevem um **quarto diafragma** *formado pelas membranas intracranianas*. Este diafragma possui seu **ritmo próprio,** diferente do ritmo da respiração e do ritmo cardíaco. Ele corresponde a flutuações rítmicas de pressão no líquido cefalorraquidiano que os osteopatas denominam *movimento respiratório primário*. Este, empurrando o líquido céfalorraquidiano para a periferia, implica todo o tubo neural até o sacro.

Os osteopatas insistem igualmente no fato de que **o crânio está ligado ao sacro pelas membranas que envolvem o tubo neural, entre elas a dura mater** (Fig. 51). Esta última, com efeito, adere ao contorno interno do buraco occipital em cima e ao contorno do canal sacral embaixo, enquanto permanece livre em todo seu trajeto medular. Para os osteopatas, ainda, as tensões nessas membranas explicam certas patologias.

Os excessos de tensão nas cadeias anteriores e posteriores que impõem limitações aos ossos do crânio, *entravam a elasticidade das suturas* e, por isso mesmo, a ritmicidade intracraniana. Seu excesso acarreta também limitações sobre o sacro, *modificando as relações craniossacrais* (Fig. 52A e B).

— **A tensão nas cadeias AM** (anteriores e medianas) pode acarretar, no crânio, uma *imposição em flexão do esfenóide* e bloquear o *sacro em contranutação*.

— **A tensão nas cadeias PM** (posteriores e medianas) pode bloquear o *occipital em extensão posterior,* se retomarmos a definição clássica (o que corresponde a uma *flexão* para os osteopatas), e o *sacro em nutação* (Fig. 52A e B).

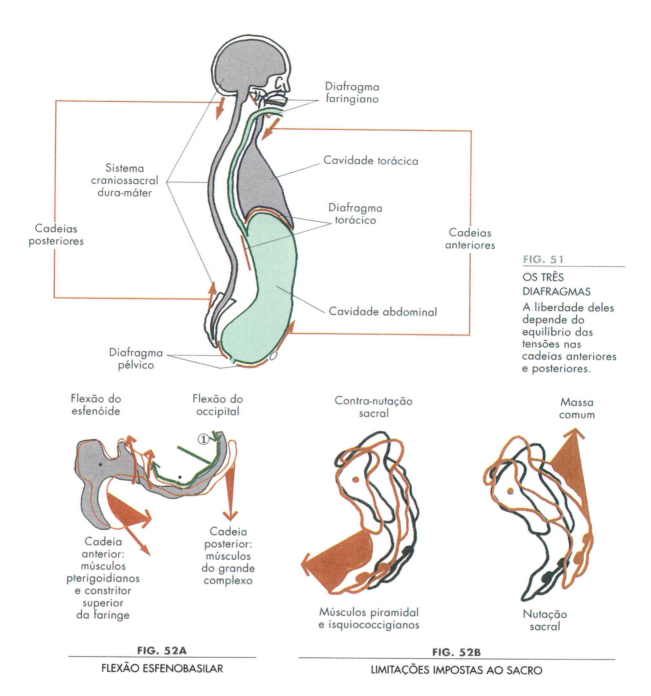

**FIG. 51**
OS TRÊS DIAFRAGMAS
A liberdade deles depende do equilíbrio das tensões nas cadeias anteriores e posteriores.

**FIG. 52A** — FLEXÃO ESFENOBASILAR

**FIG. 52B** — LIMITAÇÕES IMPOSTAS AO SACRO

No excesso, as cadeias anteriores e posteriores impõem certas limitações ao assoalho do crânio e ao sacro, perturbando a fisiologia do sistema craniossacral.

– **A competição entre as duas,** isto é, a tensão permanente nas duas cadeias, inflige uma *imposição em flexão à esfenobasilar*. Esta flexão esfenobasilar põe em tensão as membranas intracranianas por intermédio da foice do cérebro, e *entrava o movimento respiratório primário* (Fig. 52A) assim como certas funções glandulares como a da hipófise, por exemplo. Segue-se um tencionamento dos envelopes medulares (dura-máter, pia-máter e aracnóide), entravando também o movimento respiratório primário.

<u>*Equilibrando as tensões nas cadeias musculoaponevróticas chegaremos a liberar não só a respiração diafragmática mas também os outros ritmos do corpo, entre os quais o ritmo do movimento respiratório primário*</u>. É evidente que a osteopatia craniana terá então mais eficácia para relançar esse ritmo, que pode ter ficado muito tempo entravado.

# CAPÍTULO 4

# RESPIRAMOS TODOS DO MESMO MODO?

## INFLUÊNCIA DA TIPOLOGIA SOBRE O MECANISMO DA RESPIRAÇÃO

Nos tópicos que se seguem voltarei a fazer referência aos trabalhos de Godelieve Denys-Struyf, autora da obra intitulada *Cadeias musculares e articulares*.

Em seu livro, ela presta homenagem àqueles que chama de "pioneiros" da noção de "solidariedade muscular": Kabat, S. Piret e M.M. Béziers. Do livro das duas últimas autoras, ela retém o conceito de que ***"todo o gesto é marcado de psiquismo"***.

Sabemos, por outras vias, que ***a repetição do gesto influi a mais ou menos longo termo sobre a forma do corpo***, o que nos permite pensar que o comportamento psicológico influi na morfologia.

> Cada indivíduo adota uma atitude corporal que lhe é própria e que decorre de sua vivência psicocomportamental.

É possível, portanto, a partir da leitura do corpo fazer uma idéia do comportamento de um indivíduo, assim como de sua maneira de se comunicar com o ambiente à sua volta.

Godelieve Struyf insiste no fato de que ***tal leitura não permite em nenhum caso defini-lo, mas nos informa sobre suas carências e suas aspirações do momento***.

No plano da personalidade, uma pessoa em busca de afeto adotaria uma posição enrolada do tronco, enquanto uma outra, cuja motivação é a ação, mostraria uma impulsão para a frente.

De um ponto de vista relacional, uma pessoa cuja motivação é entrar em comunicação, adota uma atitude corporal em abertura dos membros e das cinturas. Ao inverso, uma pessoa reservada tende a se manter retraída e adota uma atitude "dobrada" dos membros e das cinturas.

Num primeiro tempo, essa motivação se marca no corpo apenas pela ativação de certos músculos de uma mesma *família*, para conferir a esse corpo uma certa atitude.

Tomarei o exemplo mais simples que é o da expressão de alegria. O riso é o resultado de ações musculares na face, mas o corpo inteiro pode estar implicado nesse "saltar de alegria".

Trata-se aqui de uma *linguagem falada* do corpo, que reflete alegria sem precisar exprimi-la verbalmente. No instante seguinte, quando todas essas ações musculares se relaxam, o corpo pode assumir uma outra atitude. Pode ainda *se adaptar* às variadas situações do seu meio ambiente.

Num segundo tempo, os músculos de uma ou várias famílias, sendo muito ativados, correm o risco de aumentar o seu tônus de repouso, e em seguida recrutar outros músculos, aos quais suas aponevroses estão ligadas. Todos esses músculos, ao se retraírem, terminam por formar verdadeiras _**cadeias de tensões miofasciais que aprisionam o corpo inteiro numa dada atitude.**_

O recrutamento dos diferentes músculos que compõem essas cadeias se faz pelo _reflexo miotático_: um músculo, por sua contração, põe em tensão sua própria aponevrose que transmite essa tensão à aponevrose de um vizinho, a qual ela está ligada. Este músculo vizinho se contrai, por sua vez, em resposta ao estiramento que sofre, e assim por diante, de músculo em músculo.

Um músculo não está forçosamente ligado a todos os seus vizinhos. Existem *redes precisas* que a tensão vai seguir, encadeando certos músculos uns aos outros. Godelieve Denys-Struyf define seis encadeamentos possíveis (Fig. 53). *Essas seis estruturas constituem uma base arquetipal*, a partir da qual todas as combinações são possíveis, cada um de nós fazendo uso de vários encadeamentos.

Retomemos o exemplo de uma pessoa cuja motivação é o afeto, e que, entretanto, não chega a se fazer amar ou sequer a simplesmente amar-se. Os músculos que refletem essa demanda vão rapidamente alimentar tensões miofasciais que podem encadear todo o corpo, numa posição enrolada, em cifose vertebral. Esta atitude não favorece a ação, o corpo estará então "freado" em permanência e todo o funcionamento do seu aparelho locomotor será condicionado por _esses freios musculoaponevróticos_.

Neste estágio já podemos falar de _linguagem gravada_, pois essas tensões fazem aparecer sobre o corpo _marcas permanentes_, que podem vir a tornar-se _prejudiciais_ para a boa fisiologia.

A experiência nos mostrou que *em toda a gestualidade, os músculos que pertencem a um encadeamento no qual o indivíduo progressivamente se aprisionou, entram em ação prioritariamente, mesmo se forem inúteis para o movimento acionado.* Tomemos o exemplo da ação de inclinar-se para a frente. Num esquema fisiológico, esta ação se desenrola em vários tempos:

— Num primeiro tempo, observamos uma retrobáscula e um recuo da bacia, a fim de alargar a base de sustentação para trás.
— Num segundo tempo, a bacia bascula globalmente para a frente, ao redor das coxofemorais, e a coluna vertebral pode então arredondar-se harmoniosamente até a nuca.

Um corpo encadeado pela tensão dos músculos de PM, não consegue, no primeiro tempo, fazer a retrobáscula da bacia, pois a cadeia póstero-mediana entra em atividade

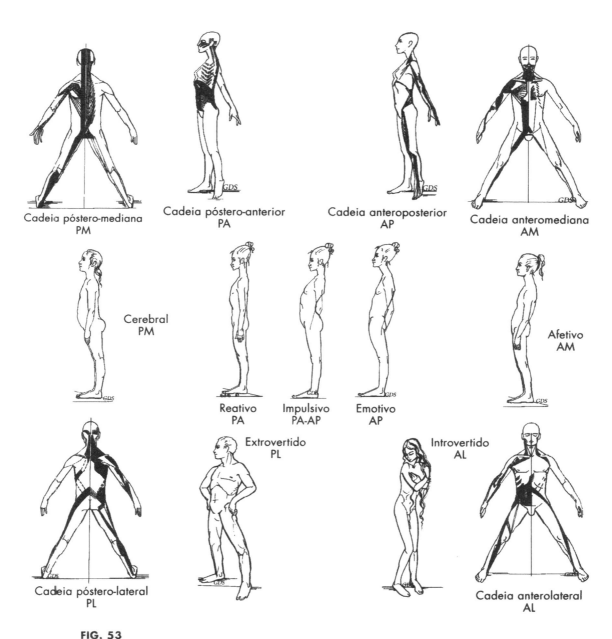

**FIG. 53**

AS TIPOLOGIAS DE GODELIEVE DENYS-STRUYF E AS CADEIAS MUSCULARES CORRESPONDENTES

Seis famílias de músculos para que o corpo possa se exprimir, mas que podem vir a tornar-se cadeias de tensões miofasciais que "encadeiam" o corpo numa tipologia.

desde o início da impulsão e, encurtando-se, aferrolha o sacro em posição horizontal assim como a cabeça em extensão posterior.

No segundo tempo, o corpo não pode mais desenrolar harmoniosamente sua coluna vertebral e isso, acrescentado à tensão nos músculos posteriores de seus membros inferiores, faz com que ele não consiga tocar o chão com as mãos.

Um corpo encadeado pela tensão dos músculos da cadeia anteromediana vai, ao contrário, desde o início da impulsão, exagerar a retrobáscula, seu sacro estando aferrolhado em flexão pelos músculos do assoalho pélvico e pelos piramidais. Os grandes retos do abdome se contraem também, exagerando a cifose do tronco. O exagero da retrobáscula da bacia, no primeiro tempo, vai limitar a antebáscula do segundo tempo, e aí, mais uma vez, o movimento será limitado.

Vemos a que ponto *é possível tornar-se prisioneiro das próprias tensões, que <u>entravam a motricidade</u>* e favoreçam o surgimento de fenômenos álgicos. Do mesmo modo, <u>*essas cadeias de tensão miofasciais condicionam a maneira de respirar, modificando o posicionamento dos pontos fixos necessários para a respiração fisiológica*</u>.

O diafragma continua a se contrair de maneira rítmica, porém utilizando os pontos fixos que tem à sua disposição e que diferem de uma tipologia para outra.

Para Françoise Mézières todos os tórax estariam bloqueados em inspiração, com o diafragma necessariamente crispado. Ela dizia: "*o diafragma está por trás de todos os problemas*".

> É verdade que o diafragma está quase sempre implicado. Acredito, entretanto, que ele não é sempre excessivo por si só, mas sobretudo porque outros músculos entravam sua boa fisiologia.
> Quanto aos tórax, não acredito que todos estejam bloqueados em posição inspiratória, como veremos a seguir.

Senti-me bastante reconfortado em minhas convicções ao ler a obra de um psicanalista americano, Stanley Kelemam, intitulada *Anatomia emocional*.* O autor aí define também diferentes tipos morfológicos, cada um sendo o reflexo de um comportamento psico-emocional dado.

Ele identifica no corpo essas diferentes pulsões emocionais, insistindo, entre outras coisas, nas pressões engendradas no tórax e abdome pela contração do diafragma e, em certos casos, o tórax está "em expiração", como nós também afirmamos.

Vamos passar agora ao estudo daquilo que se pode chamar de *as diferentes tipologias respiratórias*.

## TÓRAX BLOQUEADO EM POSIÇÃO INSPIRATÓRIA

### Características morfológicas gerais

*Essa forma de tórax resulta de uma tensão tornada excessiva e permanente nos encadeamentos musculoaponevróticos póstero-anteriores, ou seja, uma PA isolada, que coloca o corpo na atitude chamada do reativo.*

Não me estenderei na descrição dessa tipologia, pois trata-se na verdade de uma fixação na ação de todos os músculos que já enumeramos no capítulo anterior como participantes no autocrescimento reflexo e na inspiração de tipo dinâmico.

Relembremos, entretanto, que esses músculos não deveriam se fixar e que <u>sua ação deveria permanecer reflexa e rítmica</u>. Nos casos de fixação, será necessário ao terapeuta refuncionalizar os encadeamentos PA e AP, relançando a ritmicidade de suas ações recíprocas.

O tórax bloqueado em posição inspiratória, e que poderíamos também chamar de tórax com grandes diâmetros ou ainda tórax em tonel, encontra-se também na tipologia que resulta de uma **tensão nos encadeamentos pósteroanteriores e anteroposteriores associados, ou seja, PA-AP**.

Godelieve Denys-Struyf associa esta atitude corporal à **impulsividade**. Para a descrição detalhada desse tipo de pulsão comportamental, aconselho a leitura de seu livro, do qual retomo aqui algumas passagens: "Os indivíduos PA-AP *estão em busca de ideal e são dotados de uma grande intuição. Nesse tipo de personalidade, a emoção domina e engendra a reação*". São, portanto, indivíduos de tipo <u>nervoso</u>.

As estruturas PA e AP, cujas qualidades principais são o equilíbrio e o ritmo, podem facilmente se desequilibrar e se desritmar, ficando sujeitas a *grande instabilidade psicológica e orgânica*.

---

* Publicado no Brasil pela Summus, São Paulo, 1992.

No que concerne ao aspecto mecânico e morfológico dessa "tipologia respiratória", referimo-nos à Figura 54, que mostra em detalhe as ações musculares sobre todo o corpo e a atitude que daí decorre.

***A coluna cervical está recuada em retificação.*** A radiografia pode revelar uma ***inversão de curva cervical superior,*** isto é, uma ligeira flexão anterior da cabeça sobre C1, de C1 sobre C2 e C2 sobre C3 (Fig. 55). A atitude é de quem estivesse sendo puxado para cima por um guindaste, e colunas desse tipo são muito *rígidas.*

Os ***músculos eretores*** da coluna estão fixados em sua contração (longo do pescoço, pré-vertebrais, suboccipitais e transversários espinhosos).

A região dorsal está em inversão de curva, ou seja, em ***lordose interescapular centralizada na quarta vértebra dorsal.*** Isso é resultado da tensão excessiva dos transversários espinhosos, embora, a meu ver, <u>a tração da fáscia endotorácica, tracionada entre a coluna</u>

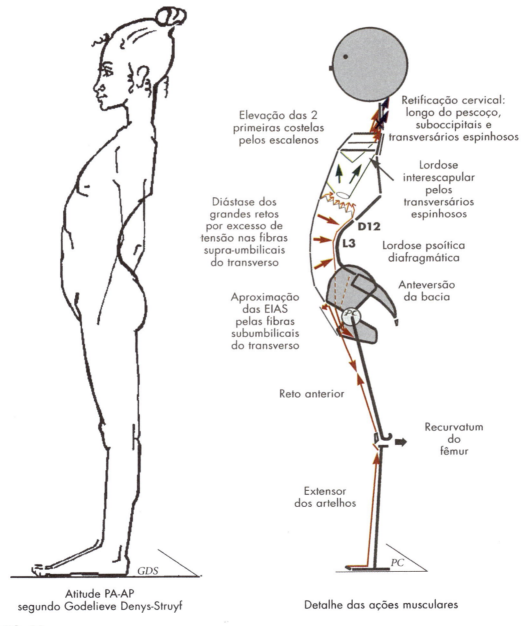

**FIG. 54**

TIPOLOGIA COM PREDOMINÂNCIA DA CADEIA PÓSTERO-ANTERIOR E ANTEROPOSTERIOR

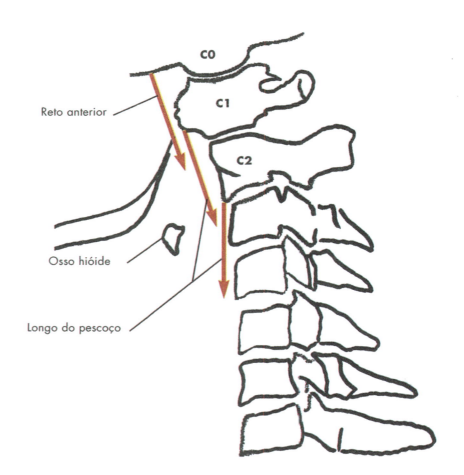

**FIG. 55**

INVERSÃO DE CURVA CERVICAL DE TIPO PA-AP

Imagem desenhada sobre uma radiografia. Os músculos anteriores da coluna cervical chegam, no excesso, a fletir anteriormente a cabeça sobre C1, C1 sobre C2 e C2 sobre C3. O restante da coluna cervical está enrijecido em retificação.

*vertebral e o centro frênico*, tenha também grande participação. Encontramos esse quadro na concavidade dorsal no escoliótico. Neste caso podendo chegar com freqüência até a fibrose dos transversários espinhosos.

– Na região lombar, é a **lordose total de D12 a L5** o aspecto mais espetacular. Os *pilares do diafragma*, beneficiando-se de um ponto fixo superior, graças à fáscia endotorácica, que é mantida elevada pelo recuo da coluna cervicodorsal, mantém a região de D12 a L3 para a frente e para cima.

Os psoas não se contentam apenas em orientar L3 relativamente às articulações coxofemorais, e se associam ao diafragma, levando toda a coluna lombar para a frente. Notemos que os psoas, por suas inserções em seu bordo superior, fletem L5 para a frente, relativamente a S1, o que determina um terreno de predisposição para a *antelistése*.

– **A bacia acompanha o quadro por uma anteriorização global**, puxada pelos músculos ilíacos, enquanto os joelhos são passivamente levados em *recurvatum* para manter o equilíbrio do conjunto.

Basta reproduzir essa atitude no próprio corpo, em pé, iniciando o comando a partir do recuo da coluna cervical. Se o corpo não apresenta muitas tensões nos grupos musculares antagonistas da família PA-AP, será possível constatar que quanto mais se recua o pescoço mais aumenta a "lordose dorsolombar". Além de um certo ponto, a bacia é obrigada a bascular para a frente e os joelhos vão contrabalançar pelo recurvatum.

É importante reter o que se passou e em que ordem se encadearam as diferentes fases, a fim de poder tratar com eficácia esse tipo de problema. *Será trabalho perdido atacar diretamente essa lordose sem antes ter flexibilizado a coluna cervical, que é, neste caso, o ponto fixo do conjunto.*

– **A tensão é, em geral, grande nos transversos do abdome**, que se opõem em permanência à ação dos músculos precedentes, dos quais são antagonistas. A Fig. 56 dá os pormenores de suas ações. Ouvimos com frequência que a musculação dos transversos permite afinar a cintura. Acredito que isso depende, sobretudo, dos oblíquos. De fato, *ao se contraírem, os transversos comprimem globalmente a massa visceral* e repartem a pressão. Eles teriam, antes, tendência a uniformizar a cintura. Aliás, é fácil fazer essa experiência no próprio corpo, contraindo os transversos.

Entretanto, em certos indivíduos esbeltos, sob a tensão do transverso, o abdome pode assumir uma *forma de ampulheta*. Entre os indivíduos mais gordos, observamos uma prega que "acintura" toda a circunferência do abdome (Fig. 56).

Antes de continuar, é necessário voltar a certos princípios de fisiologia muscular. Quando um músculo se contrai, ele tende simplesmente a aproximar suas duas extremidades, mas, para tanto, é preciso que elas estejam "livres". Se uma delas está bloqueada pela atividade de outros músculos, ela se tornará **ponto fixo**, enquanto a outra extremidade sofrerá o deslocamento decorrente do "encurtamento" das fibras.

Na parte supra-umbilical, vimos que a aponevrose dos transversos contribui para formar a aponevrose dos grandes retos. Há pois uma zona de fragilidade na altura da linha alba pelo fato de que eles não se prolongam um no outro.

Suas inserções posteriores nos parecem ser freqüentemente ponto fixo. Por conseguinte, os transversos, no seu excesso, tendem a afastar os grandes retos um do outro. Isso ocasiona a conhecida **diástase dos grandes retos**, que encontramos com freqüência nessas tipologias.

Durante a gravidez, *se eles já estão retraídos*, esses músculos se opõem ao aumento de volume do abdome, o que também conduz à diástase. Preconizamos, a título preventivo, para as mulheres dessa tipologia, não reforçar esses músculos, mas, ao contrário, de lhes devolver a flexibilidade e também trabalhar a elasticidade da pele, para que o ventre possa aumentar de volume sem risco.

Na região sub-umbilical e, particularmente, entre os ilíacos, parece que os pontos de união com a linha alba são mais resistentes, pois ela não apresenta tal problema. Por outro lado, constatamos, sempre no caso de excesso na cadeia PA-AP, que *os transversos aproximam as asas ilíacas na frente*.

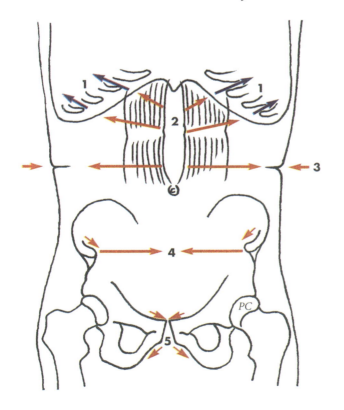

**FIG. 56**

AÇÃO EXCESSIVA DO MÚSCULO TRANSVERSO SOBRE A PAREDE DO ABDOME E A BACIA

Na região supra-umbilical parece existir mais fragilidade da linha alba, e o transverso, aproveitando-se do ponto fixo das costelas bloqueadas em inspiração (1), afasta verdadeiramente os grandes retos, ocasionando a conhecida diástase dos retos (2).
Na parte mediana encontramos, sobretudo entre as pessoas "cheias", um fechamento em forma de uma prega que "acintura" todo o perímetro (3). Isto também se deve à tensão do transverso.
Na região subumbilical as fibras dos retos estão solidamente ligadas umas às outras na linha alba que, então, vai servir de ponto fixo ao transverso para levar os ilíacos em rotação interna (4).
Essa aproximação das asas ilíacas em cima acarreta um afastamento dos ísquios embaixo e um "bocejo" inferior da sínfise púbica (5).

Denys-Struyf determinou estatisticamente a **distância ideal entre as espinhas ilíacas anteriores e superiores. Ela situa esse valor médio entre 22 e 24 cm**, levando em conta diferenças de sexo e tamanho (Fig. 56). Na minha prática profissional já encontrei diferenças notáveis entre pessoas do mesmo sexo e tamanho semelhante: 32 cm para uma e 16 cm para outra!

Já tratei de várias pessoas que sofriam de "pubalgias" decorrentes de um **"bocejo" inferior da sínfise púbica** por excesso de tensão nos transversos. A melhora seguiu-se a um trabalho que buscou harmonizar as tensões recíprocas na cadeia PA-AP, que permitiu, entre outras coisas, o relaxamento dos músculos transversos. A distância entre as EIAS, que era menos de 20 cm, antes do tratamento, ultrapassou essa medida depois do trabalho terapêutico.

## Influência sobre a fisiologia torácica e as funções que dependem da atividade diafragmática

*Nesta atitude morfológica, a caixa torácica inteira está suspensa à coluna cérvico-dorsal, que é mantida em recuo* (Fig. 57):

**Os músculos da ereção vertebral reflexa** (Fig. 34), espasmados, vão excitar, a partir de um ponto fixo superior, aqueles outros músculos que estão envolvidos na inspiração dinâmica (Fig. 35), porém, normalmente, somente na fase inspiratória. Em conseqüência,

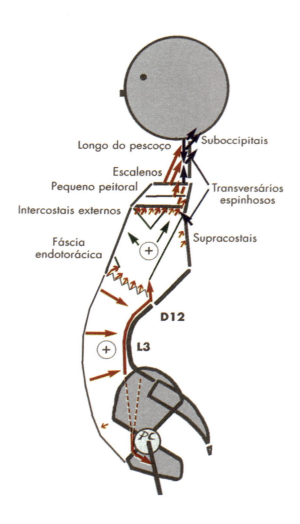

**FIG. 57**

TÓRAX BLOQUEADO EM POSIÇÃO INSPIRATÓRIA
O tórax está suspenso à coluna cervical.

não haverá mais possibilidade de relaxamento das ações musculares na fase expiratória, que será de menor amplitude.

***Os escalenos*** mantêm em permanência os dois primeiros arcos costais em elevação, embora, em princípio, devessem inverter seu ponto fixo na fase expiratória e, acompanhando então as costelas em sua descida, levar consigo a coluna cervical em lordose, assim participando do jogo de delordose no inspirar e lordose no expirar.

***Os angulares e os rombóides***, eles também tensos, dão ponto fixo aos <u>pequenos peitorais,</u> em cima, na apófise coracóide da omoplata (Fig. 58). Estes mantêm os 3ºˢ arcos costais em elevação e, neste caso, a palpação revela um ponto doloroso no bordo superior das 3ᵃˢ costelas na frente (Fig. 58).

***Os supracostais*** são espasmados e dolorosos ao palpar, um pouco para dentro dos ângulos costais. Essa tensão se prolonga pelos *intercostais externos,* tensos em permanência (Fig. 58).

***A fáscia endotorácica***, escorada para cima, impede a descida do centro frênico (Fig. 57). ***As fibras musculares do diafragma tomam um ponto fixo permanente sobre o centro frênico***, completando a elevação costal.

***Chegamos assim a um aumento de todos os diâmetros do tórax***, que assume a forma de tonel. Note-se que o esterno permanece mais ou menos vertical.

***A mobilidade do tórax e do diafragma ficam reduzidas e a pressão é forte em permanência nas duas cavidades***, no tórax bloqueado em inspiração e no abdome, por causa da tensão do músculo transverso.

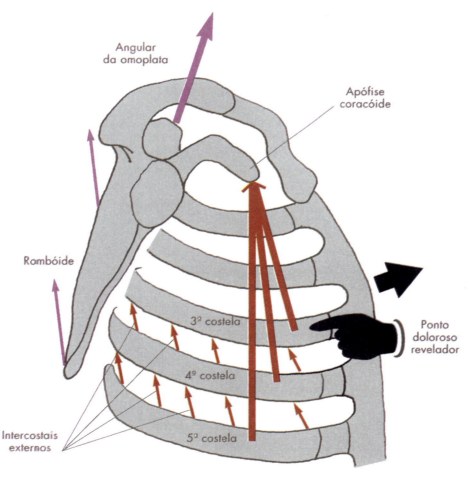

**FIG. 58**

AÇÃO DO PEQUENO PEITORAL E DOS INTERCOSTAIS EXTERNOS

O pequeno peitoral, quando se beneficia de um ponto fixo superior na apófise coracóide da omoplata, eleva as 3ª, 4ª e 5ª costelas. Os intercostais externos, que forram todo o espaço intercostal, contribuem também para bloquear o tórax em posição inspiratória.

*O jogo das pressões entre as duas cavidades é interrompido e a circulação venosa e linfática de retorno tornam-se mais difíceis.*

O espasmo dos psoas vem acrescentar-se a esse quadro, comprimindo as veias ilíacas, que mantêm relações íntimas com suas aponevroses. *O edema de membros inferiores* é muito freqüente entre essas tipologias.

PA e AP de complementares tornam-se antagonistas:

PA domina na parte alta do corpo e mantém, contra qualquer força contrária, seus pontos fixos em cima, mantendo o tórax em posição inspiratória.

AP domina embaixo e toma ponto fixo em baixo, levando a bacia em anteversão.
A alternância deixa de existir, como ficou explicado na Fig. 47. PA e AP ao se petrificarem, tornam-se estruturais, em vez de funcionais, e não conseguem mais garantir os ritmos do corpo que, como vimos anteriormente, estão muito ligados à ritmicidade diafragmática.

## TÓRAX COM GRANDE DIÂMETRO ANTEROPOSTERIOR

### Características morfológicas gerais

Encontramos esse tipo de tórax nas tipologias com dominância muscular posterior. (Fig. 59)

Madame Struyf definiu essa tipologia pelo nome de *posterior-mediana, PM*. Ela corresponde ao *ativocerebral*: o indivíduo PM é muito empreendedor em sua atividade profissional, dorme muito pouco, chegando até mesmo a não conseguir dormir.

É importante para o terapeuta manual saber que *os indivíduos dessa tipologia não têm consciência desse corpo que maltratam e dificilmente aceitam cuidar e tratar dele.* Penso nesses pacientes que me dizem "dê um jeito para que eu não sinta mais dor, o resto não me interessa".

Entre outras particularidades, esses indivíduos são sujeitos ao excesso de peso, são hipertensos e os exames de sangue podem revelar uma tendência ao colesterol e ao ácido úrico. A tonicidade muscular é excessiva e nem por isso eles se espantam: "É normal, eu sou fortão....." Tais indivíduos vêm à consulta muito tardiamente, isto é, quando os sintomas reveladores de um desequilíbrio já estão bem instalados, e declaram que isso os deixa muito surpresos, pois nunca ficaram doentes até então. Durante o interrogatório do paciente ficam evidentes os excessos a que livremente submetem o seu organismo: "Como poderia ser diferente, com tantas responsabilidades!"

Do ponto de vista mecânico e morfológico:

– *O curto flexor plantar e o quadrado de Sylvius fazem o cavo do pé*, enquanto os outros flexores são responsáveis pelos *artelhos em garra* para agarrar-se ao solo.

– *As tíbias são mantidas para trás* por ação dos soleares. Algumas mulheres de tipologia PM não podem dispensar os saltos, sob pena de passar o sofrer de cãibras. *Ao recurvatum da tíbia é preciso acrescentar uma rotação interna* ocasionada pelos isquiotibiais internos, que fazem "envesgar" as rótulas.

Os joelhos, apesar de estarem em recurvatum e em rotação interna, estão separados, numa posição que chamamos de *falso varo* de joelhos. Esse varo não está fixado e pode ser

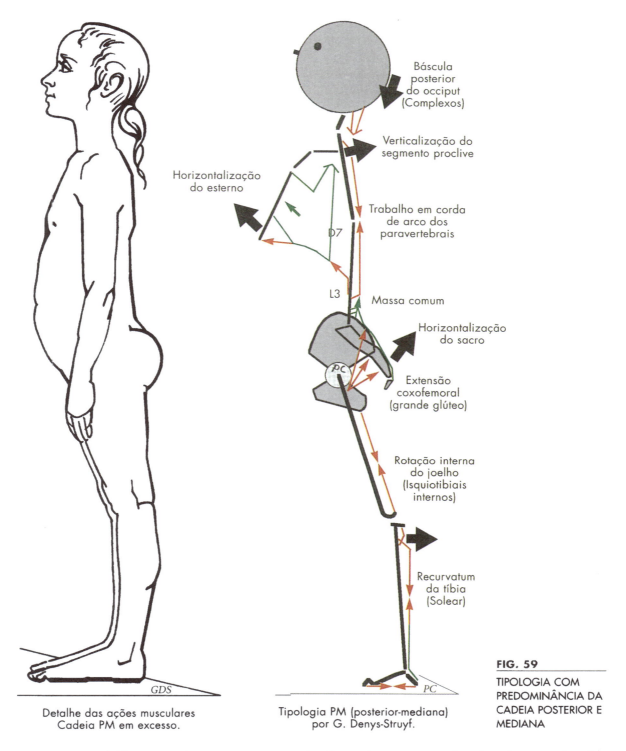

**FIG. 59** TIPOLOGIA COM PREDOMINÂNCIA DA CADEIA POSTERIOR E MEDIANA

Detalhe das ações musculares Cadeia PM em excesso.

Tipologia PM (posterior-mediana) por G. Denys-Struyf.

corrigido, em muitos casos, por uma simples rotação externa ativa de todo o membro inferior.

– *As curvas da coluna vertebral apresentam-se diminuídas*, dando a impressão de <u>costas planas</u>, pois os diferentes segmentos da coluna são mantidos verticalizados pelos músculos paravertebrais.

A lordose, a despeito das aparências, reduz-se a uma quebra lombossacral em extensão.

Para compreender a ação dessa cadeia posterior, para além da ação segmentar de cada um dos músculos que a formam, é preciso considerar a pulsão global, isto é, o resultado de todas as ações musculares combinadas.

**No nível segmentar**: *os músculos longos dorsais e interespinhosos*, por suas inserções, respectivamente, sobre as transversas e sobre a espinhosa da vértebra, realizam uma ação bilateral simétrica, uma *extensão posterior dessa vértebra relativamente àquela sobre a qual está apoiada* (Fig. 60a) Poderíamos então pensar que a atividade permanente dos músculos da cadeia posterior mediana acarreta um recuo da coluna para trás.

**No contexto mais global** da ação combinada de todos os músculos pertencentes à cadeia, como dizia Françoise Mézières, é preciso constatar que, no seu conjunto, *os músculos paravertebrais se comportam como um único músculo tensionado a partir do sacro até o occiput*. Ao se encurtarem, eles agem sobre a coluna como uma corda de arco. (Figs. 60a e 61).

É o caso, sobretudo, dos *interespinhosos*, que vão das espinhosas de D1 a D9 até as espinhosas das duas últimas vértebras dorsais e de L1, L2 e L3.

– apoiando-se na cifose dorsal, eles *verticalizam o segmento proclive superior* e levam a 3ª *vértebra lombar para trás*.

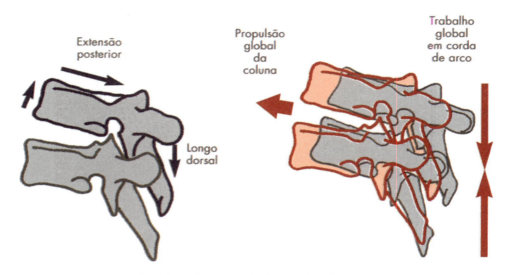

Vértebras do segmento declive dorsal

a) Segmentariamente, ocorre extensão posterior de vértebra de cima sobre aquela de baixo

b) Globalmente, ocorre propulsão do tronco para a frente

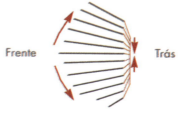

c) Caixa torácica de perfil

O feixe costocostal do músculo iliocostal age sobre o gradil costal como se fosse um acordeão.

**FIG. 60**

EFEITOS DO EXCESSO DOS MÚSCULOS POSTERIORES SOBRE A COLUNA VERTEBRAL E A CAIXA TORÁCICA

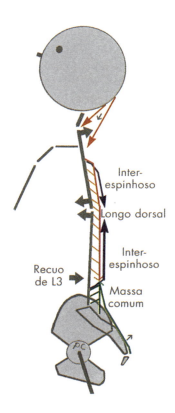

### FIG. 61

**AÇÃO GLOBAL DE PM SOBRE A COLUNA DE PERFIL**

Os músculos paravertebrais se conduzem como um único músculo. Eles aproximam o sacro do occiput, verticalizam os diferentes segmentos da coluna e reduzem a cifose e lordose. Apenas a coluna cervical vai aparecer achatada em lordose pela tensão dos complexos.

– *levando a terceira vértebra lombar para trás (Fig. 61), eles suprimem a lordose fisiológica, o que dá lugar a uma retificação lombar acima de uma quebra lombossacral em extensão* (Fig. 62).

**Os feixes costocostais do sacrolombar ou iliocostal**, que vão dos seis primeiros arcos costais até os seis últimos, agem sobre a caixa torácica como sobre um acordeão (Fig. 60b).

Os músculos **longodorsais** apóiam-se na massa comum, onde se inserem. Nesta altura ela é aponevrótica e não contrátil. Vai, portanto, acompanhar a contração dos longodorsais para cima, carregando consigo *o sacro em nutação (horizontalização)*.

Fisiologicamente, a massa comum deveria ser subtensionada para baixo, por ação das *fibras profundas dos grandes glúteos, cuja ação estática deveria manter o sacro vertical*.

No excesso de tensão na cadeia posterior e mediana, os músculos paravertebrais ganham a parada sobre esses feixes profundos do grande glúteo, que invertem o seu ponto fixo e tornam-se também extensores da coxofemoral, agindo do mesmo modo que os grandes glúteos superficiais. Essa extensão coxofemoral acentua ainda mais a propulsão anterior do corpo.

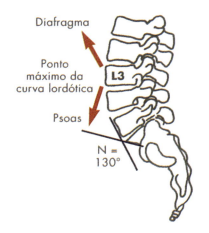

### FIG. 62A

**SELA LOMBAR FISIOLÓGICA**

L3 está no ponto máximo de uma lordose harmoniosa. Ela é horizontal, enquanto L5 está inclinada para a frente.

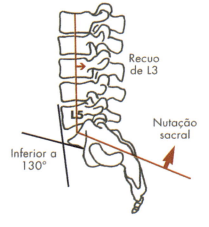

### FIG. 62B

**EXTENSÃO LOMBOSSACRAL**

PM recua L3 e verticaliza a alavanca proclive inferior da coluna. L5 horizontaliza-se e torna-se ponto máximo de uma quebra lombossacral.

Godelieve Denys-Struyf chama a isso de ***"afrouxamento do grande glúteo"***, que assinala a passagem do equilíbrio para o excesso, na cadeia PM.

Quando há equilíbrio de tensão nas cadeias, o longo dorsal se associa ao supracostal, para manter a boa orientação do grande braço das costelas.

No excesso de PM, os longos dorsais levam vantagem sobre os supracostais, os quais se mostram insuficientes para manter o pequeno braço horizontal.

***Ele é levado para baixo e em direção à coluna, enquanto o grande braço se eleva na parte dianteira juntamente com o esterno*** (Fig. 63a).

Podemos comparar essa ação com a de um colete, que quanto mais é apertado atrás mais se abre na frente.

Os músculos de PM, por suas ações combinadas, fazem diminuir a cifose fisiológica, verticalizando os segmentos declive dorsolombar e o proclive dorsal, o que acarreta uma propulsão do tórax para a frente com horizontalização do esterno (Fig. 65b e c).
Além disso, eles horizontalizam o sacro e basculam o occiput para trás, o que inflige à junção esfeno-basilar um constrangimento em flexão.
Esses dois fatores podem perturbar o ritmo craniano.

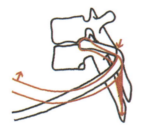

a) De perfil
No excesso, as expansões costais do longo dorsal puxam a extremidade externa do pequeno braço costal para baixo e para dentro ("O colete se aperta atrás"). O grande braço se eleva e se abre na frente ("O colete arrebenta na frente").

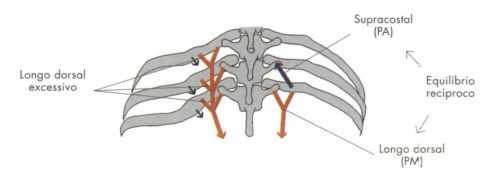

b) De costas
O pequeno braço é puxado para baixo e para dentro, e verticaliza-se.

**FIG. 63**
AÇÃO EXCESSIVA DO LONGO DORSAL SOBRE O ARCO COSTAL

## Influência sobre a fisiologia torácica e as funções que dependem da atividade diafragmática

**O tórax aumenta seu diâmetro anteroposterior** (Figs. 64 e 65a) e se fixa em posição alta.

*A parte anterior da caixa torácica permanece bloqueada em inspiração, enquanto a posterior fica bloqueada em expiração.*

A pressão é muito forte dentro dos pulmões, e isso provoca uma *dilatação alveolar permanente, que constitui um terreno de predisposição para o enfisema.*

O ventre mostra-se atônico e prolabado em todo o seu comprimento.

### De quais pontos fixos o diafragma vai poder se servir no momento de sua contração?

Na inspiração, o centro frênico desce, num primeiro tempo, mas logo encontra a resistência da fáscia endotorácica, que é mantida no alto pelo recuo do segmento proclive superior verticalizado (Fig. 64).

**As fibras musculares mais anteriores** do diafragma, tracionadas entre a parte anterior das costelas e o esterno, na frente, e a fáscia endotorácica, estirada para cima e para trás, vão se contrair em corda de arco (1).

**As fibras mais posteriores,** por outro lado, vão tomar ponto fixo em baixo, em suas inserções costais posteriores, puxadas para baixo pelos longos dorsais (2).

**Os pilares** (3), puxados, por um lado, pela ascensão do centro frênico e, por outro, pelo recuo de L3, respondem em corda de arco e verticalizam o conjunto do segmento declive inferior da coluna, indo no sentido da propulsão global.

Num esquema fisiológico, a contração rítmica do diafragma acarreta **modificações de tensão na fáscia endotorácica.**

– ela é alongada quando o centro frênico desce na inspiração, enquanto o segmento proclive dorsal se verticaliza.

– ela é relaxada quando o centro frênico sobe, na expiração, enquanto o segmento proclive dorsal volta à posição anterior, em flexão.

Tive ocasião de ver diversas radioscopias que mostram a fáscia endotorácica quando o diafrag-

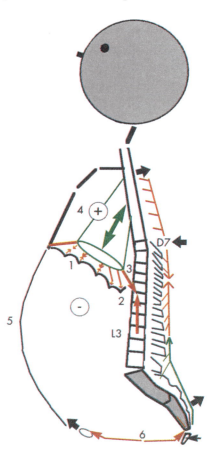

**FIG. 64**

TÓRAX COM GRANDE DIÂMETRO ANTEROPOSTERIOR

As fibras musculares mais anteriores do diafragma são tracionadas pelo esterno, que está horizontalizado, e puxam o centro frênico para a frente (1).
As fibras mais posteriores vão tomar ponto fixo embaixo, em suas inserções costais posteriores puxadas para baixo pelos longos dorsais (2).
Os pilares (3) entre, de um lado, a ascensão do centro frênico, e do outro, o recuo de L3, se espasmam em corda de arco e endireitam o conjunto do segmento declive inferior da coluna em posição vertical, indo no sentido da propulsão global.
A pressão é muito forte nos pulmões (4), o ventre é sem tonicidade e prolabado em todo a sua altura (5).
O diafragma pélvico é também perturbado, pois a cadeia PM faz com que ele sofra um alongamento sagital (6).

77

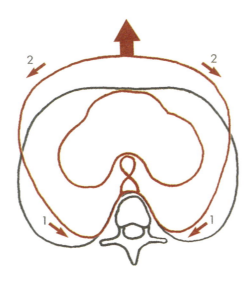

a) Modificação do diâmetro torácico e do diafragma, visto de cima:
O colete se aperta atrás (1) e abre na frente (2).
O tórax dilata-se na frente e permanece retraído lateralmente e atrás.

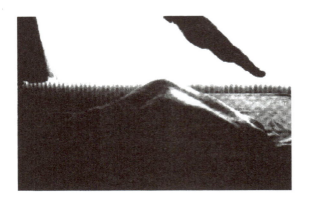

b) Tórax em decúbito de perfil

A horizontalização do esterno é por vezes impressionante. O ventre carece de tônus.

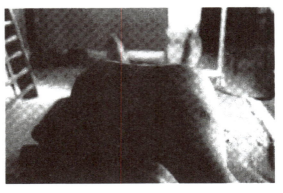

c) Tórax em decúbito visto de cima

A mobilidade torácica na inspiração é quase nula, e o relaxamento na expiração parece impossível.

**FIG. 65**

MARCAS TORÁCICAS PM

ma está no final de seu percurso para baixo e, também, em casos opostos, quando ele está no alto, como em certas posturas de yoga, realizadas certamente com a ajuda de uma contração das fibras mais verticais do esôfago.

O saco pericárdico sofre efetivamente uma deformação muito importante, que não deixa qualquer dúvida quanto à influência que tudo isso pode ter sobre a fisiologia do músculo cardíaco.

No caso que acabamos de estudar, o ritmo diafragmático sofre entraves, e a fáscia permanece estirada, em permanência, entre o segmento proclive da coluna, que está bloqueado em posição vertical, e o centro frênico, que desce porque o diafragma está horizontalizado (Fig. 64).

Isso certamente deve comprimir o coração e perturbar sua fisiologia. Essa tipologia é, aliás, um terreno propício para os **problemas cardíacos**.

O esôfago sofre um alongamento entre a estrutura bucal, a coluna dorsal, à cuja face anterior ele adere pelas bandas ou faixas de Charpy (Fig. 11), e o orifício do diafragma, pelo qual se junta ao estômago. Esse quadro pode levar a uma **hérnia de hiato**, quando, finalmente, uma parte do estômago acaba sendo puxada para dentro da cavidade torácica.

O excesso nas cadeias PM acarreta uma reatividade na cadeia antagonista, que é a anterior mediana, AM. Esta termina em cima, na altura do maxilar inferior, pelos músculos hioidianos, assim como os da estrutura bucal e da faringe.

Em caso de competição, *ela pode bloquear* **o maxilar inferior em recuo** *e acarretar problemas na articulação temporomandibular* (Fig. 66).

Compreende-se que *a tensão nessa região pode, por outro lado,* **entravar a fisiologia do diafragma faringiano**. Os cantores conhecem esse problema, que pode agravar-se até modificar a voz.

Os músculos pterigoidianos, que se estendem da apófise pterigóide do osso esfenóide até o ramo ascendente do maxilar inferior, tomam então ponto fixo nesse maxilar, que está recuado, e **reforçam o constrangimento em flexão da esfenobasilar, entravando a ritmicidade craniana** (Cf. Fig. 52A).

Na bacia, o diafragma pélvico vai também ser perturbado, pois a cadeia PM faz com que ele sofra um alongamento anteroposterior (Fig. 64). *O períneo se distende, por causa da nutação sacroilíaca* (Fig. 67), que aumenta a distância anteroposterior entre a ponta do sacro e o cóccix, atrás, e o púbis, na frente. *O cóccix está, por esta razão, freqüentemente em flexão.*

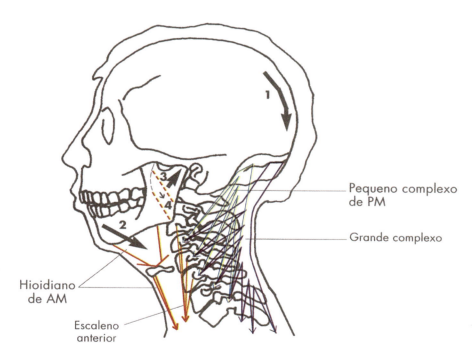

**FIG. 66**

RECUO DO MAXILAR POR AÇÃO DE AM REATIVA À PM

A competição entre a cadeia posterior-mediana e a cadeia anterior-mediana é muito freqüente. PM toma conta da cabeça que faz bascular para trás (1) e AM toma o maxilar inferior, que ela faz recuar (2). Isto favorece os bloqueios na articulação temporomandibular (3).

Os pterigoidianos, que se estendem da apófise pterigóide do esfenóide até o ramo ascendente do maxilar inferior, tomam então ponto fixo no maxilar, que está recuado, e reforçam o constrangimento em flexão da esfenobasilar (4), entravando a ritmicidade craniana.

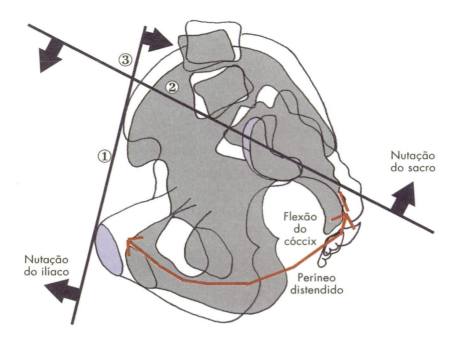

**FIG. 67**

DISTENSÃO DO PERÍNEO PELA NUTAÇÃO SACROILÍACA

Godelieve Denys-Struyf define os ângulos de orientação do sacro e do ilíaco relativamente à vertical, assim como um relativamente ao outro.

    1. Linha de orientação do ilíaco: tangente à parte mais avançada do púbis e à espinha ilíaca anterosuperior. Em média ela é vertical em mais 1° ou menos 1°.

    2. Linha de orientação do sacro: passa pelo centro teórico das duas primeiras vértebras sacrais. Faz, em média, um ângulo de 51° com a vertical.

    3. O cruzamento das duas anteriores dá o "ângulo sacroilíaco", cujo valor médio foi avaliado estatisticamente em 51° mais ou menos 1°.

Os movimentos de nutação e de contranutação correspondem a movimentos nas sacro-ilíacas:
    – a nutação do sacro abre a pinça sacroilíaca embaixo e em cima, e corresponde, para o sacro, a uma báscula para a frente (horizontalização).
    – a nutação do ilíaco corresponde à sua báscula para trás.

N.B. Cada um desses dois ossos pode estar mal posicionado relativamente ao outro, que permaneceu em boa posição, segundo ações musculares diferentes. PM e PL são nutantes enquanto AM e AL são contranutantes.

Essa distensão permanente pode ser uma das causas *de incontinência na pessoa idosa*, que não é corrigida pelo fortalecimento do períneo. É necessário, antes, acalmar os excessos de PM e tentar liberar o sacro de seu domínio.

As cadeias relacionais posterior-lateral e anterior-lateral (Fig. 69), cujas ações musculares veremos em detalhe mais adiante, se associam freqüentemente às cadeias da personalidade e podem tanto acentuar os seus efeitos como minimizá-los.

– PL aumenta o dinamismo de PM através do grande denteado, que alarga as partes laterais do tórax e dos extensores do quadril, que prolpulsionam ainda mais o corpo para a frente.

– AL freia um pouco os ardores dessa PM, fazendo com que se dobre sobre si mesma. São os pequenos denteados posteriores e inferiores, os pequenos oblíquos e as fibras costais dos grandes dorsais que se associam para fechar ainda mais os quatro últimos arcos costais contra a coluna. ***Eles reforçam o bloqueio posterior em expiração.***

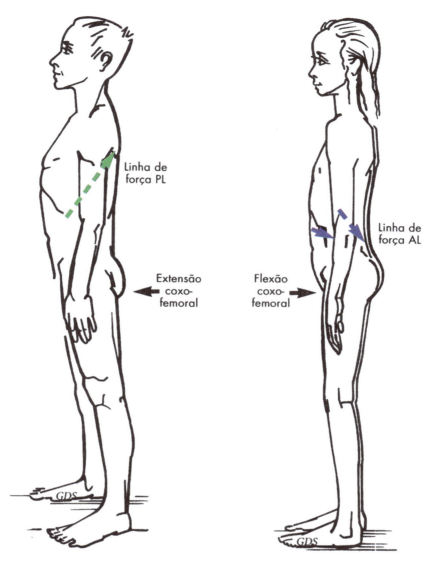

**FIG. 68**

TIPOLOGIAS AL-PM E PL-PM, SEGUNDO G.D.S.
As cadeias do eixo relacional se associam freqüentemente às cadeias da personalidade e podem ampliar suas características ou então minimizá-las.

Tivemos, até aqui, um esboço disso, que é verdadeiramente a globalidade: partindo da respiração, eis que chegamos à bacia. Por vezes, seremos levados a trabalhar até mesmo o tornozelo, para desbloquear essa respiração, como veremos nos capítulos dedicados ao tratamento.

*Em fisioterapia global não há esquema preestabelecido. Existe somente uma adaptação permanente à evolução do paciente individual.*

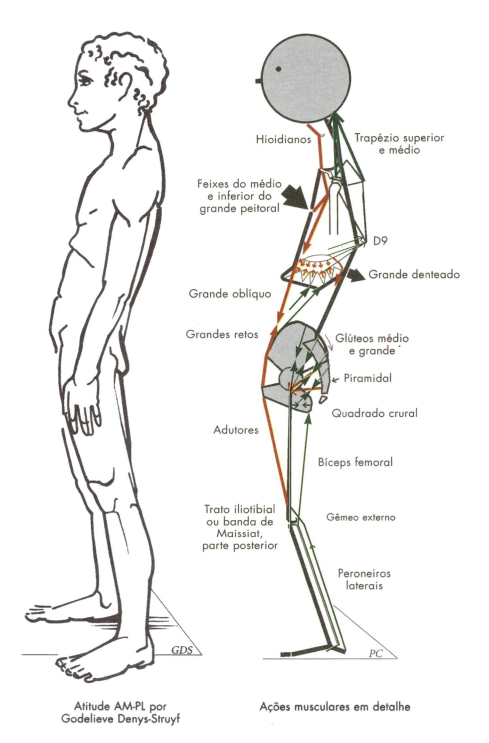

**FIG. 69**

TIPOLOGIA DO AFETIVO-EXTROVERTIDO

PM, em seu desejo de ação, é literalmente propulsionada para a frente, como se o seu esterno horizontalizado a levasse consigo.
Essa estrutura obriga as outras estruturas a uma atividade permanente e, assim, o ritmo e a alternância ficam comprometidos.
Se pudéssemos comparar PA-AP ao fogo e PM à água, veríamos que a água apaga o fogo. Do ponto de vista mecânico, PM assume o controle da coluna vertebral e do tórax, entravando a boa fisiologia de PA-AP. O tórax é bloqueado posteriormente em expiração e anteriormente em inspiração. É preciso notar que se, no primeiro caso estudado, se tratava de um excesso da própria PA-AP e, portanto, dos músculos da respiração, entre os quais, é claro, o diafragma, no caso presente é o excesso de uma outra estrutura que entrava a respiração fisiológica.

## TÓRAX PARADOXAL COM PEQUENO DIÂMETRO ANTEROPOSTERIOR E COM GRANDE DIÂMETRO LATERAL

### Características morfológicas gerais

*Essa tipologia resulta de uma associação entre a cadeia anteriormediana AM e a cadeia posterior-lateral PL (do extrovertido).*

Segundo Godelieve Denys-Struyf, as tensões nas cadeias anterior-mediana estão ligadas a uma *necessidade de afeto*. Os indivíduos AM têm necessidade de ser amados pelos outros; acho que essa necessidade de reconhecimento por parte dos outros disfarça uma *dificuldade de reconhecer a si próprio*. Com efeito, quanto mais fraca for a idéia que temos de nós mesmos, mais necessidade temos de ser tranqüilizados quanto àquilo que os outros pensam de nós.

Essa noção de afeto adquire um aspecto particular entre os afetivos extrovertidos, que não cessam de entrar em comunicação com seus congêneres. Essa tendência a abrir-se para o ambiente circundante é ilustrada na posição aberta ("desdobrada") dos membros e das cinturas, em resultado da ativação dos músculos das cadeias póstero-laterais.

No plano mecânico, quando elas trabalham em simetria, à direita e à esquerda, **as cadeias de tensão anterior-medianas** *são induzidas por um "desaferrolhamento" dos joelhos, que são o pivô primário dessa pulsão psicocomportamental.* Esse desaferrolhamento dos joelhos induz todo um processo de reequilibração, que necessita de uma suspensão do corpo a certos músculos anteriores. Estes, pelo aumento de seu tônus em reação, deixam suas marcas no corpo.

– Os gêmeos internos instalam *um flexo de joelhos*.

– Uma permanente tensão nos músculos do assoalho pélvico e nos piramidais da bacia (que o completa atrás), *fixa o sacro em posição vertical*.

– Os grandes retos do abdome, em associação com os feixes médios e inferiores dos grandes peitorais, fixam o externo em posição baixa. *O tronco enrola-se em cifose e bascula para trás enquanto os ombros se enrolam para baixo e para a frente*. Em certos casos, é possível que o esterno chegue a modificar a sua forma, ocasionando o famoso *afundamento esternal, também chamado de tórax em funil*.

– A cabeça pode fletir-se para a frente, e o olhar dirige-se então para os pés. No caso que nos interessa, a PL compensa essa atitude da cabeça.

*As cadeias posterior-laterais alargam o corpo no plano frontal e no plano horizontal,* afastando os membros do tronco em rotação externa.

*Elas têm como pivô primário as coxofemorais, que posicionam em extensão.* O reequilíbrio que, necessariamente, ocorre em seguida, solicita certos músculos que vão, também eles, deixar diversas marcas no corpo, no caso de aumentarem excessivamente o seu tônus: vejamos quais poderiam ser essas marcas.

– Os trapézios superiores, a partir de sua inserção superior, *fazem subir os ombros*. No caso que estamos tratando (atitude AM-PL) a tensão dos feixes AM do grande peitoral limita porém essa subida dos ombros.

– Os feixes médios dos grandes denteados *afastam as omoplatas, colando-as contra a caixa* torácica, enquanto os feixes inferiores *abrem lateralmente as costelas baixas*.

– *O osso ilíaco é mantido em nutação (retrobáscula)* pela tensão dos pelvitrocanterianos (sobretudo os quadrados crurais), das fibras mais posteriores dos glúteos médios e das fibras superficiais dos grandes glúteos.

– *O sacro já estando contra-nutado, por ação de AM, a bacia vai então organizar-se globalmente em retroversão,* vista de perfil. As nádegas são achatadas, porém são duras.

– *O joelho varo em rotação externa* e o *verdadeiro pé chato* estão também entre os sinais morfológicos que assinalam a hiperatividade de PL.

## Influência sobre a fisiologia torácica e as funções que dependem da atividade diafragmática

Este tipo de tórax é bastante paradoxal. *Uma parte dele está bloqueada em expiração enquanto a outra está bloqueada em inspiração* (Fig. 70).

A musculatura da cadeia AM trabalha, principalmente, no sentido da expiração, enquanto a de PL participa da inspiração, sobretudo da inspiração forçada, porém suas ações não se exercem no mesmo lugar.

– AM enrola o tronco em cifose e o faz recuar. O pivô interarcos desloca-se para baixo (por vezes abaixo de D10) e isso se acompanha de um achatamento para baixo e para atrás do segmento declive inferior da coluna.

A musculatura AM determina pois uma contenção para baixo e para trás, o que leva a *uma redução do eixo anteroposterior do tórax* (Fig. 70a) e a um bloqueio em expiração de sua parte mediana. O corpo como que se enrola em volta do esterno e este se afunda, até inverter completamente o ângulo de Louis, em certos casos (tórax em funil).

A descida do esterno acarreta uma contração do músculo transverso do tórax (rebatizado de triangular do esterno), que solidariza as costelas ao esterno, como já vimos.

Esta contração, que está na origem de *dores retroesternais,* explica-se pelo fato de AM fixar o esterno para baixo, enquanto PL afasta as costelas, da 6ª à 10ª.

Muitos autores acusam esse músculo de ser o responsável pelo afundamento esternal, enquanto outros autores, ao constatar que essa deformação se acentua no momento da inspiração, culpam o diafragma.

Acreditamos que a causa primária está ligada a uma hiperatividade da cadeia AM, que se materializa no corpo pelo enrolamento do tronco. Não deveríamos considerar esse cavo do esterno como maneira simbólica de mostrar um vazio que pede para ser preenchido?

O diafragma é apenas vítima, no início. Entretanto, as estruturas fasciais que estão ligadas a ele perdem progressivamente sua elasticidade, no plano anteroposterior, em consequência da aproximação permanente entre esterno e coluna vertebral. Será necessário proceder ao alongamento, muito difícil, aliás, dessas estruturas.

PL abre para os lados o tórax inferior e *faz aumentar o seu diâmetro lateral* (Fig. 70b).

Esta marca se acentua a cada inspiração, tanto mais que a inspiração só continua a ser possível dessa maneira.

Os grandes retos do abdome se inserem lateralmente no 5º arco costal, que se encontra mais ou menos à mesma altura que D8 atrás.

Segundo Godelieve Denys-Struyf, são eles que, *ao manter o esterno vertical, têm o papel de manter D8 como ponto máximo de cifose*, porém no excesso bloqueiam esta 5ª costela para baixo, ocasionando uma **depressão submamária**.

Se a isso acrescentarmos a ação conjugada dos grandes denteados de PL sobre as costelas inferiores, o conjunto dessas ações vai favorecer o aparecimento das "***asas de Sigaud***" (Fig. 70).

### De quais pontos fixos o diafragma vai se beneficiar no momento de sua contração?

A atividade dos feixes inferiores dos grandes denteados da cadeia posterior-lateral permite forçar a inspiração aumentando o diâmetro lateral do tórax. *A elevação costal por ação do diafragma é então facilitada, porém unicamente nas partes laterais e inferiores do tórax.*

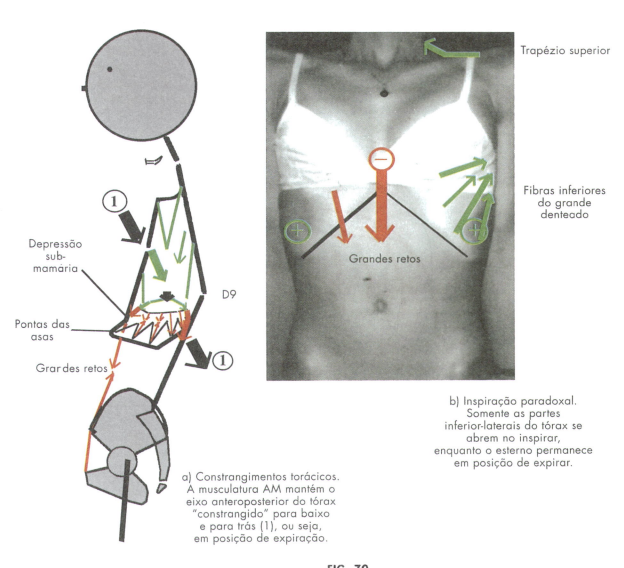

a) Constrangimentos torácicos. A musculatura AM mantém o eixo anteroposterior do tórax "constrangido" para baixo e para trás (1), ou seja, em posição de expiração.

b) Inspiração paradoxal. Somente as partes inferior-laterais do tórax se abrem no inspirar, enquanto o esterno permanece em posição de expirar.

**FIG. 70**
TÓRAX PARADOXAL

Os grandes retos da cadeia anterior-mediana tracionam o segmento proclive superior da coluna em flexão anterior, o que não assegura um ponto fixo ideal para a fáscia endotorácica.

Por outro lado, os pilares do diafragma são tracionados então para baixo e para trás. Por estarem suas fibras anteriores também mantidas para baixo, no momento da contração inspiratória, *o diafragma desce então na sua parte anteroposterior e mediana, durante todo o tempo inspiratório* (Figs. 70 e 71).

É preciso lembrar que a fáscia endotorácica está fortemente aderida ao esterno, que é então puxado para trás pela descida do centro frênico, o que explica porque a deformação do esterno "em funil" se acentua durante a inspiração.

**Tudo se passa como se o corpo "se enrolasse sobre o esterno" à cada inspiração.**

Em conclusão, parece-me, que nessa tipologia, o diafragma sofre tensões contraditórias (Fig. 71B):
– para baixo, seguindo seu eixo anterior-posterior, ou seja, no sentido do expirar
– para cima e lateralmente, segundo seu eixo transversal, ou seja, no sentido do inspirar.
Aqui, mais uma vez, o diafragma não é diretamente responsável, mas sobretudo vítima do excesso nas outras cadeias, que o constrangem a tomar pontos fixos diferentes. Sua ritmicidade é mais uma vez perturbada.

**FIG. 71**

A) PONTOS FIXOS DIAFRAGMÁTICOS

As fibras anteriores do diafragma e seus pilares são constrangidos a tomar ponto fixo embaixo, em decorrência da atitude vertebral e costal criada pela tensão dos retos abdominais. Elas servem de arrimo para a parte mediana do centro frênico para baixo (1), enquanto as fibras musculares laterais, com ajuda dos grandes denteados, elevam as partes laterais do tórax (2) em cada inspiração.

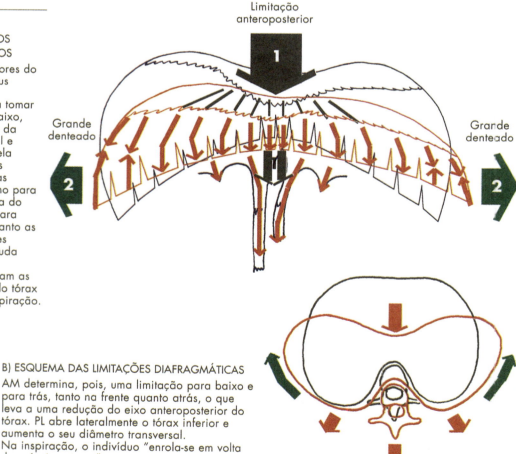

B) ESQUEMA DAS LIMITAÇÕES DIAFRAGMÁTICAS

AM determina, pois, uma limitação para baixo e para trás, tanto na frente quanto atrás, o que leva a uma redução do eixo anteroposterior do tórax. PL abre lateralmente o tórax inferior e aumenta o seu diâmetro transversal.
Na inspiração, o indivíduo "enrola-se em volta do próprio esterno".

# TÓRAX BLOQUEADO EM EXPIRAÇÃO OU TÓRAX DE PEQUENOS DIÂMETROS

## Características morfológicas gerais

A atitude geral resulta da tensão em dois pares de cadeias associadas: *as cadeias anterior-medianas e anterior-laterais.*

Reencontramos a necessidade de afeto ou de reconhecimento, da qual a cadeia AM é o reflexo sobre o corpo, porém, desta vez, associada a um comportamento relacional de tipo introvertido.

Godelieve Denys-Struyf nos explica que o comportamento de tipo AM se degrada freqüentemente, quando acompanhado por um dinamismo de tipo AL (introvertido). Em conseqüência dos choques com o ambiente, ele desenvolve uma tendência para o isolamento e o recuo. Esses indivíduos não mais buscam ser amados pelos outros, mas se fecham a qualquer comunicação.

***A cadeia anterior-lateral é uma cadeia ativada nas reações de defesa**, seja em face do estresse, seja após um traumatismo físico.* A propósito disso, notemos que são as cadeias AL e PA-AP que participam do *reflexo antálgico a priori* de Françoise Mézières, que consiste em levar o corpo que sofreu um traumatismo a assumir uma atitude de defesa para não voltar a sofrer. Infelizmente, essa atitude viciosa acarreta, por sua vez, um desequilíbrio que desencadeia novas dores, freqüentemente localizadas a distância do fenômeno primário, e serão o motivo declarado da vinda do paciente ao consultório.

A partir de um *pivô primário situado nas coxofemorais*, as quais os músculos da cadeia AL posicionam em flexão e rotação interna, estes mesmos músculos se retraem com muita facilidade e aprisionam o corpo numa *atitude de recuo* e fechamento característica dessa tipologia e que vem juntar-se aos sinais morfológicos ligados à hiperatividade de AM (Fig. 72).

– Os joelhos se aproximam em *valgo, por causa da flexão e da rotação interna das coxofemorais.*

– Os *ossos ilíacos são basculados para a frente e abertos na frente* (rotação externa) por ação dos pequenos glúteos.

Godelieve Denys-Struyf avalia em cerca de 24 cm a distância média entre as espinhas ilíacas anteriores superiores. Nós já encontramos valores que variavam de 16 cm até mais de 30 cm, num grupo de indivíduos de tamanho bastante semelhante, em que essa medida variava segundo as diferentes tipologias. A tipologia afetiva introvertida (AM-AL) apresenta pois uma bacia de tipo "borboleta", larga em cima, enquanto os *ísquios estão bem próximos embaixo* (Fig. 73A e B).

– Sendo o sacro mantido vertical por AM, *a pinça sacroilíaca está então em contra-nutação.* Essa situação pode gerar dores nos ligamentos sacroilíacos posteriores distendidos por essa contra-nutação, da qual são o freio passivo.

– *O tronco está enrolado em cifose* pela tensão combinada dos músculos grandes retos do abdome e grandes peitorais.

– *As vértebras do segmento dorsal proclive estão posicionadas em flexão da vértebra superior sobre a inferior* (Fig. 74A). As articulares posteriores divergem, o que ocasiona trações nos ligamentos interespinhosos e intertransversários, mas também nos músculos interespinhosos, intertransversários e transversários espinhosos, que se espasmam em defesa.

– *No segmento declive inferior* da coluna (Fig. 74B), a tendência é para o achatamento posterior, o que tem como efeito aumentar a pressão intradiscal. É por essa razão que, nesta tipologia e na precedente, *o risco de hérnia discal é grande.*

– O osso hióide apresenta-se freqüentemente subluxado para baixo e a mandíbula mostra-se em recuo, pela tensão excessiva nos músculos hioidianos. *O queixo é fugidio.*

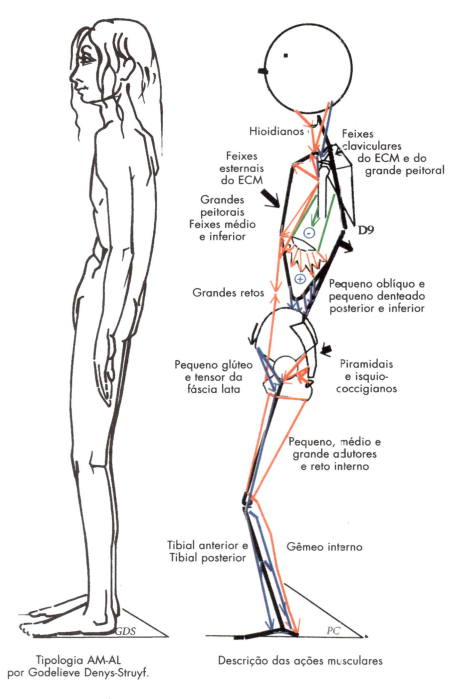

**FIG. 72**

TÓRAX BLOQUEADO EM EXPIRAÇÃO POR
EXCESSO DE TENSÃO NOS MÚSCULOS ANTERIORES

Os músculos da cadeia anterior-lateral *parecem estar diretamente implicados nas reações de defesa* diante de um estímulo que venha do exterior. Quando há excesso de tensão nessa cadeia, constatamos uma ortossimpaticotonia das extremidades, da qual decorre uma diminuição da circulação superficial com sensação de extremidades frias. O estudo detalhado dos músculos que fazem parte dessa cadeia revela que vários deles formam arcos, dentro dos quais passam vasos e nervos. O espasmo desses músculos acarreta, evidentemente, uma diminuição da circulação nos vasos em questão. Juntamente com um

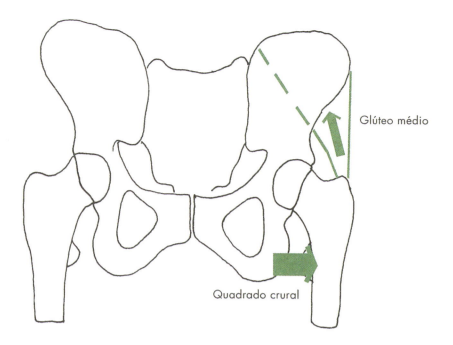

**FIG. 73A**

"BACIA CORUJA"

Os glúteos médios mantêm os fêmures em abdução, enquanto os quadrados crurais afastam os ísquios na direção dos fêmures e determinam o fechamento da asa ilíaca na parte de cima.

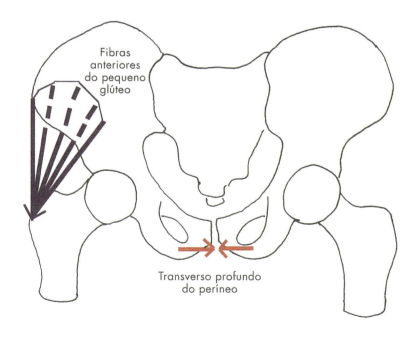

**FIG. 73B**

"BACIA BORBOLETA"

As fibras mais anteriores do pequeno glúteo favorecem o "desdobrar" anterior da asa ilíaca, e o transverso profundo do períneo, ao aproximar os dois ísquios, favorece a abertura lateral dos ilíacos.

**FIG. 74A**

FLEXÃO ANTERIOR DA VÉRTEBRA DE CIMA SOBRE A DE BAIXO, NO SEGMENTO PROCLIVE DORSAL

Ocorre decoaptação das superfícies articulares posteriores em divergência (R.Sohier). Os ligamentos posteriores, tracionados constantemente, "pedem socorro" aos músculos pré e paravertebrais, que se espasman em reação de defesa.

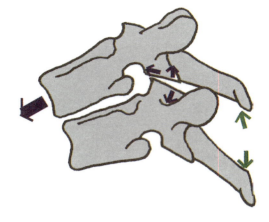

Tração das estruturas ligamentares posteriores

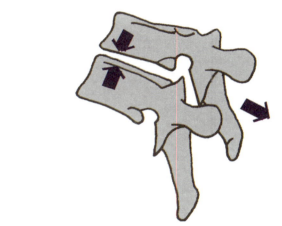

**FIG. 74B**

RECUO DA VÉRTEBRA DE CIMA SOBRE A DE BAIXO, NO SEGMENTO DECLIVE DORSAL

Ocorre desabamento posterior de todo o segmento declive, com aumento da pressão intradiscal.

angiologista, tivemos ocasião de fazer o estudo de um caso de flebite de esforço, provocada pela compressão de certos músculos.

Na prática corrente, não é raro encontrar solução para pseudoparestesias associadas a problemas circulatórios, cuja etiologia mostra-se pouco precisa no plano estritamente medical.

Enfim, parece-nos que o excesso de atividade nos músculos da cadeia AL induzem uma tensão na fáscia mais superficial do corpo, que se situa sob a camada profunda da pele. Esta fáscia é perfurada por um grande número de pequenos vasos e ramificações nervosas destinadas à pele.

Para que seja possível a passagem dos líquidos destinados a nutrir a pele, é necessário que esta fáscia seja flexível e, portanto, rica em fibras de elastina.

Quando uma fáscia sofre uma tensão permanente, a quantidade de suas fibras de elastina diminui, a fáscia se fibrosa e comprime os vasos que a atravessam, e a pele torna-se seca e com freqüência aparecem pequenas venulas que são, por vezes, eliminadas pelos angiologistas.

## Influência sobre a fisiologia torácica e as funções que dependem da atividade diafragmática

AM e AL trabalham, as duas, no sentido da expiração e *mantêm o tórax em posição baixa.*

– Os grandes retos de AM fixam o esterno em posição baixa, e, por sua tensão associada à dos grandes peitorais, enrolam o tronco em cifose. O segmento proclive superior da coluna é fortemente fletido para a frente, enquanto o segmento declive inferior se achata atrás e para baixo (Fig. 76 ①).

– Os pequenos denteados posteriores e inferiores, associados aos pequenos oblíquos e aos grandes dorsais de AL, ancoram o contorno costal inferior em posição baixa. Os intercostais internos ou íntimos, que possuem a mesma direção de fibras que os anteriores, puxam o resto da caixa torácica no mesmo sentido (Fig. 75).

## De quais pontos fixos beneficia-se o diafragma no momento da sua contração?

*O centro frênico* não pode se beneficiar de um ponto fixo superior, pois o segmento proclive dorsal não está suficientemente ereto para servir de escora, em cima, para a fáscia endotorácica.

*As fibras anteriores e laterais do diafragma* só podem, pois, beneficiar-se do ponto fixo inferior, que lhes impõem os grandes retos do abdome e os oblíquos. O mesmo vale para os <u>pilares</u>, devido ao recuo de L1, L2 e L3.

***No momento de sua contração inspiratória, o diafragma apenas fará descer seu centro frênico***, levando com ele a fáscia endotorácica e a coluna dorsal que, progressivamente, aumentará sua flexão anterior (Fig. 72 ②).

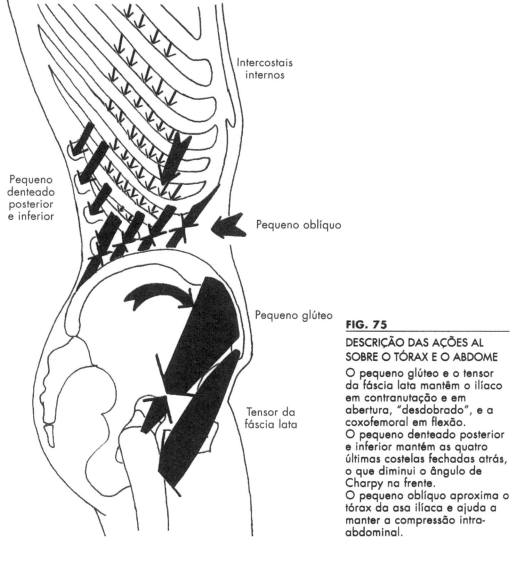

**FIG. 75**

DESCRIÇÃO DAS AÇÕES AL SOBRE O TÓRAX E O ABDOME

O pequeno glúteo e o tensor da fáscia lata mantêm o ilíaco em contranutação e em abertura, "desdobrado", e a coxofemoral em flexão.
O pequeno denteado posterior e inferior mantém as quatro últimas costelas fechadas atrás, o que diminui o ângulo de Charpy na frente.
O pequeno oblíquo aproxima o tórax da asa ilíaca e ajuda a manter a compressão intra-abdominal.

A expansão torácica, por estar globalmente contrariada, leva o indivíduo a "aumentar a tiragem" na parte anterior-superior do tórax, por meio de um trabalho excessivo dos escalenos e dos pequenos peitorais (Figs. 76 ③ e 77 ③).

Essas tensões alimentam sensações de angústia. Essa região se deforma progressivamente e torna-se saliente, determinando o tórax chamado de "tórax em quilha".

É nesta tipologia que o *jogo das pressões entre a cavidade torácica e a cavidade abdominal vai se encontrar mais travado*: a pressão permanece negativa no tórax, enquanto mantém-se grande no abdome.

*A depressão intratorácica favorece o broncoespasmo e constitui um terreno de predisposição para a asma e alergias.*

*A pressão intra-abdominal* entrava consideravelmente as funções digestivas e mais especialmente o trânsito intestinal. Lembremo-nos de passagem de que toda a emoção reflete-se simultaneamente no diafragma e nos intestinos. Os indivíduos AL sofrem de espasmos dos intestinos e são, com freqüência, *constipados crônicos*.

O fígado é comprimido em permanência e o *espasmo da vesícula biliar* é freqüente nessa tipologia.

A cada inspiração, a pressão aumenta ainda mais no abdome, cujas paredes são reforçadas por um verdadeiro colete muscular. Essa pressão, ao repercutir na pequena bacia, não permite ao **períneo** ser aspirado para cima, porém é permanentemente empurrado para baixo. Num primeiro tempo, ele resiste, mas termina finalmente por afrouxar. Segundo Godelieve Denys-Struyf, este fato pode estar na origem de uma certa forma de incontinência, na qual a <u>fraqueza do períneo</u> é relativa, devendo a causa ser buscada na hiperpressão que sofre a pequena bacia, por responsabilidade das tensões musculares nas cadeias ântero-laterais AL. *Pensamos que o trabalho exclusivo de reforço do períneo é insuficiente ou até ineficaz neste caso.*

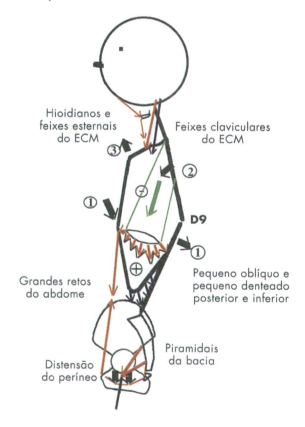
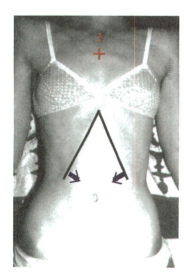

3. Proeminência do tórax superior, único local onde o movimento decorrente da respiração continua a acontecer.

Fechamento do tórax inferior por causa da tensão dos pequenos denteados posteriores e inferiores e dos pequenos oblíquos.

**FIG. 76**
TÓRAX BLOQUEADO EM EXPIRAÇÃO POR CAUSA DO EXCESSO DE TENSÃO NOS MÚSCULOS ANTERIORES

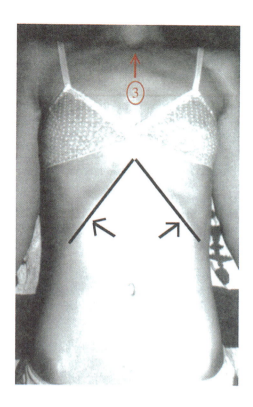 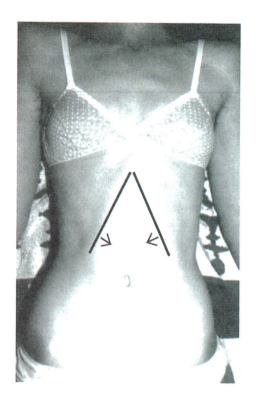

**Na inspiração**, a abertura do ângulo de Charpy é limitada posteriormente pela tensão dos pequenos denteados posteriores e inferiores e, lateralmente, pelos pequenos oblíquos.
Para compensar essa falta de expansão lateral do tórax, a inspiração acontece sobretudo na sua parte anterosuperior (3), por uma ação excessiva dos escalenos e esterno-cleido-mastóideos.

**Na expiração**, o ângulo de Charpy fecha-se exageradamente, sob a ação dos pequenos oblíquos e pequenos denteados posteriores e inferiores.
A pressão no abdome continua forte, tanto na inspiração quanto na expiração.

**FIG. 77**
TÓRAX BLOQUEADO EM EXPIRAÇÃO, VISTO NOS DOIS TEMPOS RESPIRATÓRIOS

A tensão nos músculos da cadeia anterior-mediana tem também repercussões sobre o terceiro diafragma, ou seja, o **diafragma faringiano**. O único músculo situado no mediastino é o esôfago que, como vimos, possui fibras longitudinais capazes de reduzir a distância entre a faringe e o estômago quando se espasmam. Seu funcionamento, é evidente, está sob controle do sistema nervoso autônomo, se bem que certos iogues consigam controlá-lo ativamente na postura conhecida pelo nome de *Uddiyana-Bandha*, a qual consiste em fazer subir ao máximo o diafragma, aspirando literalmente o conteúdo abdominal, que deve permanecer livre de todas as tensões abdominais.

Acreditamos que a tensão nas estruturas AM, vem associada a <u>um espasmo permanente no esôfago que, de um lado contribui para fixar a cifose</u>, já que ele adere em certos pontos à coluna dorsal, e, por outro lado, está na origem dos "nós de tensão" na altura do plexo solar e da faringe, que descrevem os indivíduos dessa tipologia. Esses nós alimentam as *sensações de angústia* que experimentam.

Neste caso, a *hérnia de hiato* poderia ser induzida pela descida do centro frênico, oposta à subida do estômago pelo espasmo do esôfago e reforçada pela pressão intra-abdominal.

Porém essa tensão não se faz sentir apenas no nível do diafragma; ela implica também a faringe, que é prolongamento superior do esôfago. *O espasmo do esôfago* fixa a faringe para baixo, *o que, naturalmente, contraria a deglutição.*

Chegamos assim aos músculos hioidianos, também de AM. Fisiologicamente, existe equilíbrio entre os supra-hioidianos e os sub-hioidianos (Fig. 78).

– os **supra-hioidianos,** que incluem o digástrico, o stilo-hiodiano e o gênio-hioidiano, para citar os principais, suspendem atrás o osso hióide no temporal e, na frente, à mandíbula.

– os **sub-hioidianos** controlam essa suspensão, arrimando-a embaixo à omoplata (pelo omo-hioidiano) e ao esterno (pelo esternotiroidiano, tiro-hioidiano e esterno-hioidiano, que recobre os dois precedentes).

Quando existe excesso de tensão na musculatura AM, o esterno é mantido para baixo e para trás, assim como as omoplatas. O que leva os sub-hioidianos a se imporem sobre os supra-hioidianos e estes são constrangidos a mudar seu ponto fixo.

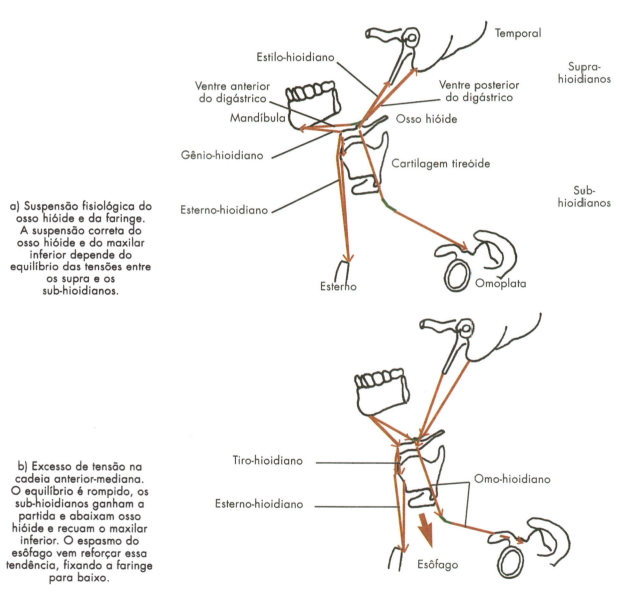

a) Suspensão fisiológica do osso hióide e da faringe. A suspensão correta do osso hióide e do maxilar inferior depende do equilíbrio das tensões entre os supra e os sub-hioidianos.

b) Excesso de tensão na cadeia anterior-mediana. O equilíbrio é rompido, os sub-hioidianos ganham a partida e abaixam osso hióide e recuam o maxilar inferior. O espasmo do esôfago vem reforçar essa tendência, fixando a faringe para baixo.

**FIG. 78**
INFLUÊNCIA DO EXCESSO DE TENSÃO EM AM SOBRE O DIAFRAGMA FARINGIANO

Essa inversão de ponto fixo (Fig. 78b) se traduz por uma **descida do osso hióide, um recuo da mandíbula e por tensões na língua.**

Essa tensão dos hioidianos pode chegar a uma **inversão da curva cervical centralizada em C4-C5** (Fig. 79).

Os músculos constritores da faringe se fixam no occipital e no esfenóide (Fig. 11) *e esse constante constrangimento vai se fazer sentir na base do crânio e mais particularmente na esfenobasilar.*

A mandíbula está suspensa ao crânio pelos músculos pterigoidianos, massêter e temporal. Graças à contração dos pterigoidianos a partir das apófises pterigóides do esfenóide sobre as quais se inserem, fazem avançar o maxilar inferior, porém, sendo contrariados neste caso, correm o risco de espasmar-se em defesa, *reforçando ainda mais esse constrangimento que se exerce sobre a esfenobasilar.*

Quanto aos massêteres e temporais, suas tensões vão agravar os problemas ligados às modificações das arcadas dentárias.

Em conclusão: nesta tipologia, o diafragma está arrimado verdadeiramente ao contorno inferior da caixa torácica e à coluna lombar. Está por isso condenado a descer seu centro frênico a cada contração.
Se essa descida é freada pela hiperpressão intra-abdominal, ele se espasma, porém em posição de expiração do tórax. Seu relaxamento é indispensável, porém depende sobretudo da liberação do tórax, no sentido da inspiração, assim como na do abdome, que está prisioneiro de um verdadeiro espartilho muscular. Veremos mais adiante quais são as precauções a tomar nesse caso.
A pressão intra-abdominal é permanente e aumenta a cada inspiração, entravando as funções digestivas e circulatórias. Porém, para além dessa ação local, é a própria vitalidade geral que pode ficar inibida nesses indivíduos que vivem "na economia".

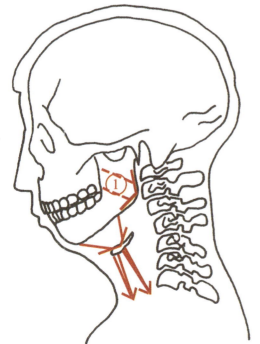

**FIG. 79**

RECUO DA MANDÍBULA E INVERSÃO DE CURVA CERVICAL POR EXCESSO DE TENSÃO NOS HIOIDIANOS

A mandíbula é suspensa ao crânio pelos músculos pterigoidianos, masseter e temporal. Contraindo-se, os pterigoidianos ① fazem avançar a mandíbula. Se forem contrariados, como ocorre neste caso, eles podem espasmar-se em reação de defesa, perturbando a fisiologia do esfenóide. A tensão dos hioidianos pode chegar até a inversão de curva cervical, localizada na altura de C4-C5.

# TÓRAX ASTÊNICO

## Características morfológicas gerais

O tórax astênico é encontrado na chamada tipologia do *emotivo*.

Madame Struyf define esses indivíduos, quando em excesso, como "em carne viva", muito *vulneráveis*. Sendo sobremaneira *sensíveis*, a emoção os faz balançar, seja para dinamizá-los, seja para traumatizá-los, o que lhes confere um certo aspecto *ciclotímico*.

Sua atitude geral é *astênica* assim como o andar, que faz lembrar a personagem de história em quadrinhos, Gaston Lagaffe. Essa atitude é freqüente entre os adolescentes e leva os pais zelosos a insistir constantemente com eles para que "se endireitem" ("fiquem retos").

Ao contrário das outras tipologias, a do emotivo não é resultado de uma hiperatividade em uma determinada cadeia muscular, mas, ao contrário, resulta de uma *carência de*

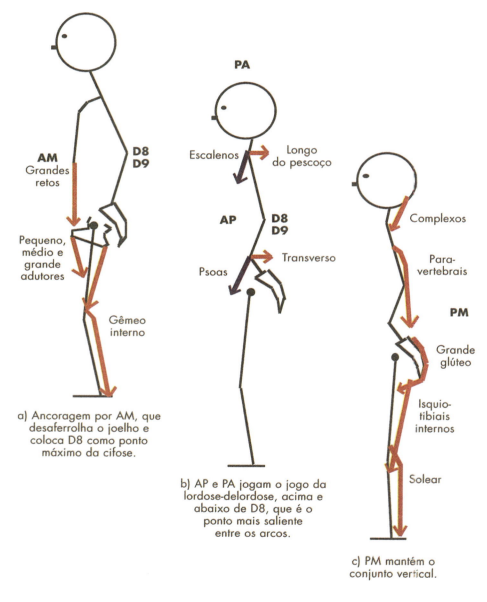

**FIG. 80**
ESTRUTURAÇÃO DA COLUNA VERTEBRAL NO PLANO SAGITAL (SEGUNDO G.D.S.)

*atividade em certas outras.* Vamos começar por precisar, de novo, o papel das diferentes famílias musculares na posição em pé ideal, segundo G.D.S.

**A cadeia anterior-mediana AM** é primordial na estruturação do equilíbrio em pé, pois é ela que permite o *desaferrolhamento dos joelhos para ancorar-se no solo, assim como o bom posicionamento da 8ª vértebra dorsal como ponto mais saliente da cifose* (Fig. 80a).

O desaferrolhamento dos joelhos coloca em alerta o *quadríceps* que se conduz então como *defesa convexitária* e limita essa flexão.

Ele trabalha em concerto com as outras defesas convexitárias, o transverso do abdome, para a coluna lombar, e o longo do pescoço, na região cervicodorsal (Fig. 80b), participando todos esses músculos da ereção vertebral.

Notemos que o *quadríceps, por sua ação de impulsionar para cima, tem um papel capital como "starter" (chave de ignição) dessa ereção vertebral.*

**Os músculos de PA e de AP** *podem então entrar no jogo da alternância entre lordose e delordose acima e abaixo de D8, a qual deve permanecer ponto mais saliente interarcos.* Relembremos que PA desfaz a lordose na inspiração (defesas convexitárias) e AP reinstala a lordose na expiração (escalenos e psoas). Para tanto, os músculos de AP devem poder mudar de ponto fixo segundo as necessidades (Fig. 47).

**A cadeia posterior-mediana PM** deve contentar-se em manter a verticalidade do conjunto (Fig. 69C):

– o solear garante a verticalidade da tíbia,
– os isquiotibiais, a verticalidade dos ilíacos e fêmures,
– as fibras profundas do grande glúteo garantem a do sacro,
– os paravertebrais verticalizam os diversos andares da coluna,
– e os grandes e pequenos complexos mantêm a massa cefálica na horizontal.

*Cada família de músculos tem, pois, sua utilidade no equilíbrio em pé e é complementar das outras.*

Voltemos à **atitude do emotivo** (Fig. 81). Não possuindo outra coisa para se estruturar, ele *está suspenso aos músculos de AP mas também às fáscias que a eles estão ligadas* (fáscia endotorácica, fáscia ilíaca) *e a certos ligamentos* (ligamentos cruzados dos joelhos).

Isso pode solicitar demasiadamente os ligamentos e as fáscias, mas também é excessivo para os próprios músculos da cadeia AP, para os quais o movimento é mais conveniente, sobretudo para os escalenos e psoas que suportam muito mal a responsabilidade pela estática.

Neste caso eles se espasmam com freqüência, em reação à tensão que lhes é imposta.

As massas dispõem-se em ziguezague relativamente à vertical de referência:

– a cabeça é transladada para a frente, mas o olhar permanece na horizontal,
– o tórax é afundado em posição de expiração e recuado,
– a bacia é transladada para a frente e os joelhos colocam-se em recurvatum.

O segmento proclive superior da coluna está bastante fletido, o que é freqüentemente confundido com uma cifose decorrente da tensão nas cadeias anteromedianas. A cada inspiração, a tração do diafragma para baixo faz aumentar essa flexão, devido à carência de atividade dos músculos eretores da raque. São freqüentes as dores nessa região da coluna.

O tórax, neste caso, é suspenso pelos escalenos à coluna cervical, que se encontra "em balanço" devido à projeção anterior do pescoço.

A cabeça é mantida na horizontal por ação dos suboccipitais.

*Todos esses músculos freqüentemente se espasmam em defesa, por não suportarem a contração permanente.*

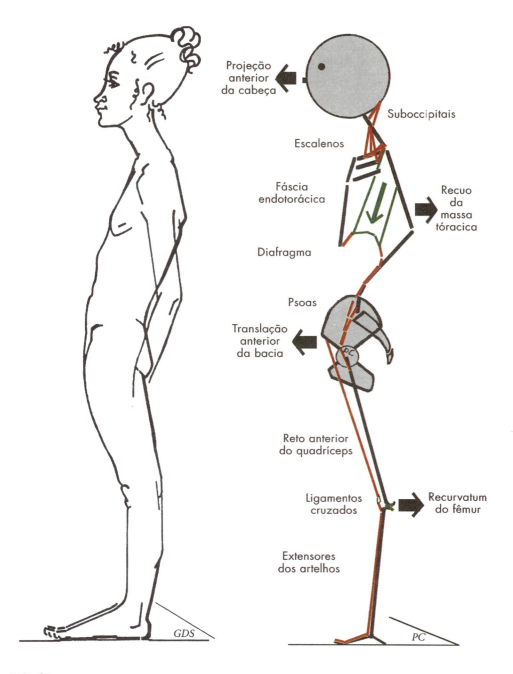

**FIG. 81**

TIPOLOGIA DO EMOTIVO

Ao contrário das outras atitudes, a do emotivo não é o resultado de uma hiperatividade em uma cadeia muscular, mas de uma carência de atividade em certas outras cadeias. Os indivíduos dessa tipologia, não dispondo de outras cadeias para se estruturar, "suspendem-se" nos músculos de AP e nas fáscias que neles estão ligadas e também em certos ligamentos.

## Influência sobre a fisiologia torácica e as funções que dependem da atividade diafragmática

Nessa atitude psicopostural que vimos tratando (ou nessa tipologia), *a caixa torácica é achatada, mas não obstante suspensa na coluna cervicodorsal* (Fig. 82):

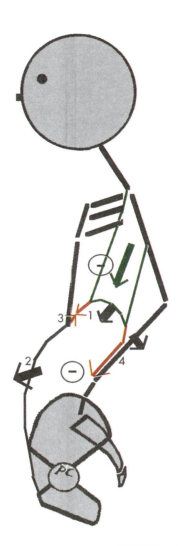

**FIG. 82**

TÓRAX DO ASTÊNICO

O tórax permanece em posição "achatada" por falta de ações musculares, e a oxigenação é mínima. Nesse caso, a respiração é unicamente abdominal: quando o diafragma se contrai na fase inspiratória, por não dispor de qualquer suporte vertebral, faz descer o centro frênico (1) e empurra as vísceras para baixo. A barriga estufa na inspiração (2). Encontrando uma resistência ao fim do percurso, ele chega a abrir lateralmente a base do tórax (3), apenas um pouco, porém, e aumenta ligeiramente o seu volume inferior.
Os pilares do diafragma não conseguem sustentar o segmento declive inferior contra seu desabamento posterior (4).

– pelos músculos escalenos à coluna cervical;
– pela fáscia endotorácica à coluna entre C7 e D4.

**O diafragma, não se beneficiando aí de qualquer ponto fixo, deve contentar-se em empurrar a massa visceral para baixo.**

Encontrando uma resistência ao fim do percurso, ele faz abrir um pouco a base do tórax, que tem seu volume inferior ligeiramente aumentado.

Os pilares do diafragma não conseguem então servir de garantia ao segmento declive contra o achatamento (Fig. 34).

Esta "respiração" é, como já explicamos, normal e suficiente para a situação de repouso, desde que as posições do corpo não entravem o retorno venoso.

Nas posturas em pé, a vigilância vertebral, ou seja, a atividade dos músculos profundos da coluna vertebral, estará ausente, e o jogo das pressões entre cavidade torácica e abdominal será insuficiente.

A caixa torácica e a cavidade abdominal permanecem em depressão. Por essa razão, a *circulação venosa de retorno e a circulação linfática vão sofrer entraves.* Como também na tipologia PA-AP, são freqüentes

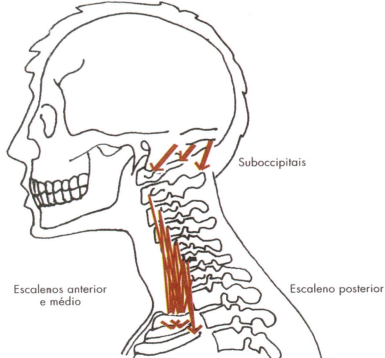

**FIG. 83**

PROJEÇÃO ANTERIOR DO PESCOÇO

O tórax suspende-se à coluna cervical pelos escalenos.
A coluna cervical está em balanço por causa da projeção anterior do pescoço. A cabeça é mantida na horizontal pelos suboccipitais.

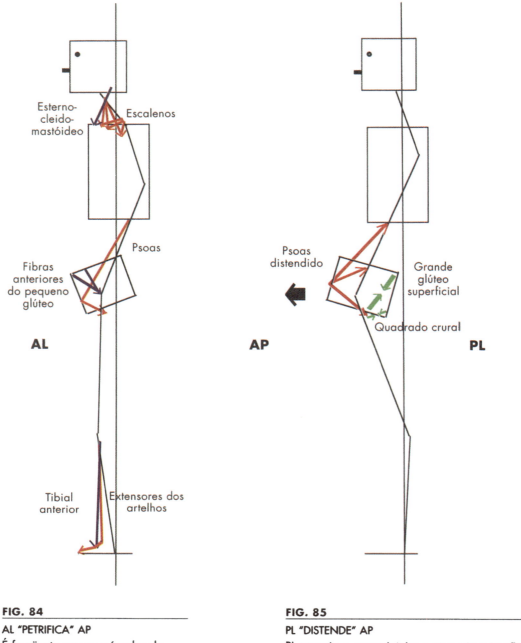

**FIG. 84**

AL "PETRIFICA" AP

É freqüente que os músculos da cadeia anterolateral em excesso imponham um ponto fixo inferior aos músculos da cadeia ântero-posterior.

**FIG. 85**

PL "DISTENDE" AP

PL arqueia o corpo inteiro e aumenta a tração sobre as fáscias, sobretudo as ilíacas.

os problemas circulatórios dos membros inferiores, do tipo dos edemas. A drenagem linfática é útil nesses casos, porém os resultados somente serão definitivos se conseguirmos melhorar a estática vertebral pela estimulação das estruturas em carência.

Assim como acontece com as outras tipologias, as combinações com as cadeias relacionais AL e PL são freqüentes. Nesses casos, a atitude resultante pode ser consideravelmente modificada:

– É freqüente que AL se coloque no lugar de uma AM que falta. Os músculos de AP, como já mostramos na Fig. 47, devem poder mudar de ponto fixo, conforme a fase respiratória. Os músculos de AL, mais estáticos, tomam ponto fixo *embaixo*, porém mantêm relações íntimas com os músculos de AP. É, por exemplo, o caso dos esterno-cleido-mastóideos de AL que, a partir de um ponto fixo inferior, contribuem para manter a horizontalidade do olhar. No excesso de atividade, *eles impõem um ponto fixo inferior* também aos escalenos (de AP) que então fixam a projeção anterior do pescoço e se enrijecem, perdendo a possibilidade de alternância de ponto fixo (Fig. 83).

*AL contribui para "petrificar" a AP*, que se torna então estática. A mesma coisa ocorre com os iliopsoas de AP na bacia (Fig. 84). Neste caso, o tórax não está simplesmente achatado, mas mantido embaixo, como o tórax bloqueado em expiração.

*Quando é PL que se associa a AP, ela arqueia o corpo inteiro e faz aumentar a tração sobre as fáscias*, sobretudo a fáscia ilíaca (Fig. 85). Os psoas, que mais sofrem com esse estiramento, espasmam-se em defesa, podendo determinar certas formas de cruralgias.

Na região torácica, o grande denteado de PL pode favorecer um pouco mais de abertura das partes laterais da base do tórax.

> Quando AP está separada de seu gêmeo PA e de seus pais AM e PM, ela pode ser comparada a uma "frágil orfãzinha". AM não está presente para lhe garantir uma boa base, nem PM para mantê-la em pé ou PA para cuidar da ereção vertebral. Assim, ela tem muito trabalho para se manter em pé e deve contentar-se com o apoio sobre as fáscias.
>
> Como ocorre com a criança, tudo está para ser construído nessa tipologia. AP tem necessidade de um modelo ideal para se estruturar. Caso contrário, corre o risco de deslizar para a "renúncia", a "desistência", e tornar-se um ser extremamente vulnerável, "em carne viva".

# CAPÍTULO 5

# E EU, COMO RESPIRO?

Como tomar consciência do próprio modo respiratório?

Passemos agora à prática e vamos tentar tomar consciência de nosso próprio modo respiratório.

Deitemos de costas, confortavelmente, com um pequeno travesseiro sob a nuca, no caso de excessiva báscula para trás, e outro sob os joelhos para aliviar eventuais tensões lombares (Fig. 86).

Assuma um ritmo respiratório regular, porém ligeiramente forçado. Vimos que, em posição de repouso, se deixamos que as coisas aconteçam naturalmente, o organismo adota uma respiração de repouso, unicamente abdominal neste caso. ***Convém, portanto, prolongar a inspiração para torná-la mais completa e tornar a expiração mais ativa.***

Passemos agora em revista as diferentes regiões que entram em ação durante a respiração. (Se quiser, anote suas constatações numa folha de papel, para analisá-las posteriormente.)

***Preste atenção no abdome, tanto na inspiração quanto na expiração.***

Na inspiração: Ele estufa? Ele se preenche? Ele se contrai?

Convém estabelecer a diferença entre um ventre que estufa e um ventre que se preenche. Um ventre que estufa aumenta seu volume para a frente, permanecendo atônico (sem tônus).

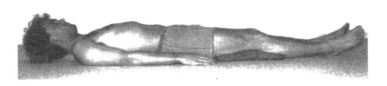

**FIG. 86**
POSIÇÃO DE PARTIDA
Deite-se de costas confortavelmente, com um pequeno travesseiro sob a cabeça, se ela bascula muito para trás, e outro sob os joelhos, para aliviar eventuais tensões lombares.

Um ventre que se preenche é um ventre onde a pressão aumenta globalmente, por efeito do diafragma e da contenção uniforme do transverso do abdome.

Na expiração: Ele se relaxa? Ou ele se contrai?

Coloque a mão sobre o abdome. Confira o que sentiu.

***Tome entre os dedos a pele do abdome, lateralmente, entre a parte inferior-lateral da caixa torácica e a crista ilíaca*** (Fig. 87).

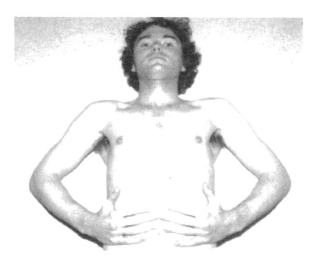 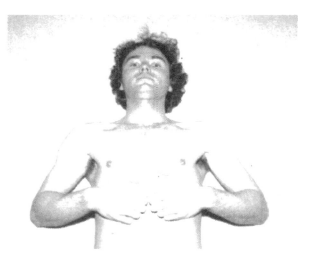

**FIG. 87**
TESTANDO AS TENSÕES ABDOMINAIS LATERAIS
Segure a pele do abdome lateralmente, entre a parte inferior lateral da caixa torácica e a crista ilíaca.

**FIG. 88**
TESTANDO AS TENSÕES DO DIAFRAGMA E DO TRANSVERSO
Coloque a parte inferior das palmas das mãos sobre a parte inferior e anterior da caixa torácica, dirigindo seus dedos para o plexo solar.
Dobre as últimas falanges e faça com que entrem por baixo das costelas.

O que acontece na inspiração? Geralmente ela escapa dos dedos por causa da atividade do transverso.

O que acontece na expiração? Em princípio, nessa fase é mais fácil manter a pele entre os dedos. Porém se, ao contrário, ela lhe escapa bruscamente das mãos, é porque as tensões nos oblíquos são muito grandes. Você pode, talvez, sentir como que uma "corda" muscular oblíqua, entre a caixa torácica e a crista ilíaca, que vai confirmar a tensão nos oblíquos.

***Coloque as extremidades inferiores das palmas das mãos sobre as partes inferiores-anteriores do tórax, como mostra a Fig. 88, com os dedos apontando para o plexo solar.***

Dobre a ponta dos dedos, fazendo penetrar as duas últimas falanges sob o gradil costal.

Isso é possível? O que acontece na inspiração? E na expiração?

Os dedos são naturalmente empurrados para fora, na inspiração, por causa das contrações do diafragma e do transverso, mas podem penetrar mais fundo ainda na fase da expiração, graças à subida do centro frênico no tórax.

Quando os dedos são empurrados também na expiração, é porque tanto o diafragma quanto o transverso estão permanentemente tensos.

***Coloque agora a mão sobre o esterno***, no sentido do comprimento (se possível), para cobrir o máximo de superfície (Fig. 89).

O esterno mexe durante as diferentes fases da respiração ou permanece imóvel?

Um esterno horizontalizado não mexe, nem na inspiração nem na expiração, por exemplo.

O esterno se desloca o mesmo tanto na inspiração e na expiração?

Ele pode dar a impressão de subir bastante na inspiração e não baixar o mesmo tanto na expiração. Temos aí um tórax bloqueado em inspiração, com grande diâmetro anteroposterior.

Ao contrário, ele pode não subir na inspiração, porém baixar perceptivelmente na expiração.

Um esterno "afundado" pode, às vezes, até aumentar seu "afundamento" na inspiração.
O esterno se desloca em bloco ou somente em parte?
Mexe-se permanecendo paralelo ao solo ou basculando na parte inferior ou superior? Em que sentido ele bascula?

Em certos casos (Fig. 90), somente a parte inferior do esterno sobe durante a inspiração (tórax com grande diâmetro anteroposterior). Em outros casos (Fig. 91), somente a parte superior é que participa da inspiração (tórax bloqueado em expiração).

Tente representar diante dos olhos, com a mão, o movimento que você sente.

***Passemos agora à parte superior do tórax, que compreende o manúbrio esternal, as clavículas e as três primeiras costelas*** (Fig. 92). Sintamos o que acontece na inspiração e na expiração.

Na inspiração ela se eleva ou não na direção da cabeça? Isso ocorre normal ou exageradamente?

Na expiração ela desce ou ela lhe parece bloqueada no alto?

Num tórax bloqueado em expiração, somente esta região chega a aumentar de volume durante a inspiração e termina por permanecer bloqueada, em elevação, porém, de maneira bem menos harmoniosa que no primeiro caso, pois as tensões nos escalenos e nos esternocleido-mastóideos são muito grandes. As clavículas são bem salientes, tanto mais que são mantidas em rotação interna nesses casos.

***Coloque agora os dedos acima da parte média das clavículas, depois desloque-os para baixo, imaginando as primeiras costelas abaixo. Em seguida, tente apalpar as segundas e sobretudo as terceiras costelas, a dois ou três dedos de distância do esterno*** (Fig. 93).

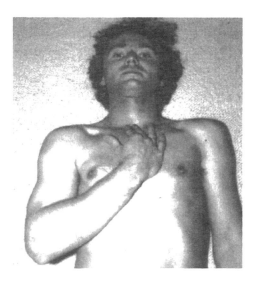

**FIG. 89**
TESTE DA MOBILIDADE DO ESTERNO
Coloque a mão sobre o esterno, no sentido do comprimento (se possível), procurando cobrir o máximo de sua superfície.
Ele se desloca na sua totalidade ou somente em parte, durante a respiração?
Ele se mexe, mantendo-se paralelo ao solo ou faz alguma báscula?

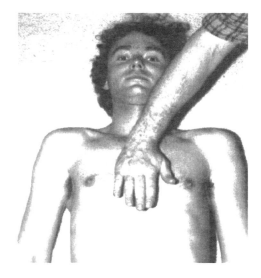

**FIG. 90**
BÁSCULA DO ESTERNO PARA CIMA
Em que sentido acontece a báscula?
Em certos casos, somente a parte inferior do esterno é que sobe, durante a inspiração (tórax com grande diâmetro anteroposterior).

105

Anatomicamente, as terceiras costelas são mais salientes do que as outras. Deslocando seus dedos sobre o bordo superior desses terceiros arcos costais e para as laterais, você pode encontrar um ponto doloroso, que corresponde à inserção do pequeno peitoral.

Essas costelas são salientes e sensíveis?

Elas são móveis, para cima na inspiração e para baixo na expiração?

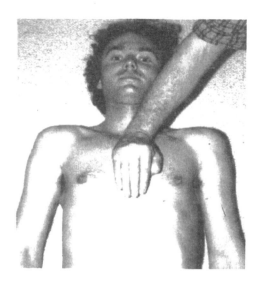

**FIG. 91**
BÁSCULA DO ESTERNO PARA BAIXO
Em outros casos, somente a parte superior do esterno participa da inspiração (tórax bloqueado em expiração).

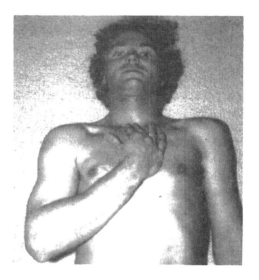

**FIG. 92**
TESTE DO TÓRAX SUPERIOR
Passemos agora à parte superior do tórax, que compreende o manúbrio esternal, as clavículas e as três primeiras costelas. Perceba o que acontece aí na inspiração e na expiração.

Num tórax bloqueado em inspiração elas não descem e são também dolorosas.

***Afastando os cotovelos, coloque as mãos sobre as partes laterais e inferiores do tórax, com os dedos apontados para o abdome*** (Fig. 94).

Verifique se ocorre (ou não) dilatação lateral do tórax na inspiração.

Ela é normal ou excessiva?

Ocorre fechamento lateral (ou não) na expiração? Normal ou exagerada?

***Coloque seus dedos de modo a amoldar-se ao ângulo de Charpy*** (Fig. 95).

Ele é aberto ou fechado?

Abre-se igualmente na inspiração quanto se fecha na expiração?

Ele não se fecha mais na expiração, do que se abre na inspiração?

Ou ele não se abre mais na inspiração do que se fecha na expiração?

Retome por uns momentos sua respiração habitual, alongando-se, e depois recomece forçando-a ligeiramente. ***Passe em revista todas as diferentes regiões e compare os seus comportamentos respectivos.***

Quais são as "regiões que inspiram"? O que acontece com as outras nesse momento?

Quais são aquelas "que expiram" e o que fazem as outras nesse momento?

***Para terminar tente elaborar uma idéia geral da morfologia do seu tórax e de seu funcionamento, embora não seja fácil fazê-lo em si próprio.***

Referindo-nos às sucessivas indicações anotadas, vamos tentar definir com um pouco mais de precisão o seu modo respiratório neste momento de sua vida.

Tentaremos agora relacionar suas constatações com aquilo que foi abordado no capítulo anterior e encontrar as semelhanças com cada uma das tipologias descritas. *Antes de mais nada porém, lembre-se de que nada do que tiver percebido sobre a própria maneira de*

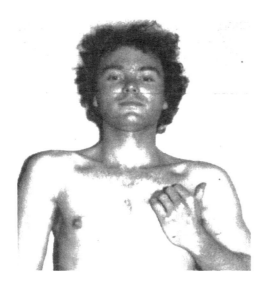

**FIG. 93**

LOCALIZAR A 3ª COSTELA

Coloque os dedos sobre a parte média das clavículas. Desloque-os para baixo, imaginando as primeiras costelas abaixo desse ponto, e tente apalpar as segundas costelas e sobretudo as terceiras, a dois ou três dedos para fora do esterno.

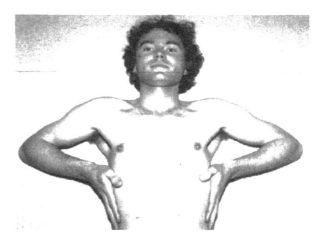

**FIG. 94**

TESTE DAS PARTES LATERAIS DO TÓRAX

Afastando os cotovelos, coloque suas mãos sobre as partes laterais e inferiores de seu tórax, com os dedos apontando para baixo.
Ocorre ou não dilatação lateral do tórax, na inspiração?
Ocorre fechamento lateral na expiração, sim ou não?

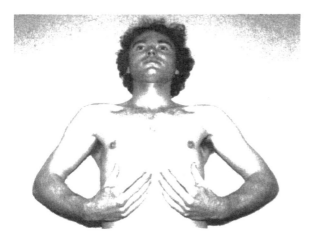

**FIG. 95**

ÂNGULO DE CHARPY

Coloque seus dedos de modo a seguir a forma do ângulo de Charpy.
Ele é aberto ou fechado?
Ele se movimenta igualmente, tanto na inspiração quanto na expiração?
Ele se fecha mais na expiração do que se abre na inspiração?
Ele se abre mais na inspiração do que se fecha na expiração?

*respirar significa que você é anormal ou doente e irrecuperável. <u>O que quer tenha observado, isso corresponde simplesmente à sua "diferença pessoal" e, freqüentemente, a uma diferença temporária</u>.* É bem verdade que essa diferença pode significar uma diminuição de suas possibilidades respiratórias, porém isso pode ser melhorado, como veremos mais adiante.

Contentar-me-ei em descrever os grandes tipos mais freqüentemente encontrados, sabendo que, entre um indivíduo e outro, as características podem ser acentuadas ou diminuídas e que certas associações são possíveis.

Seu abdome se preenche ao contrair-se na inspiração e murcha, relaxando-se, na expiração.

O seu esterno se desloca de baixo para cima e na direção da cabeça, permanecendo paralelo ao chão, na inspiração. Na expiração, desloca-se de cima para baixo e na direção do abdome, e mostra-se livre de qualquer tensão.

O seu tórax aumenta todos os diâmetros na inspiração e os diminui na expiração, inclusive em sua parte superior.

Você tem nitidamente a impressão de preencher todos os recantos de seus pulmões e sente uma grande mobilidade das costelas.

### ☞ *Sua respiração é livre*

Logo que seu diafragma entra em ação, o seu ventre se contrai exageradamente, criando tensões na altura do plexo solar. Talvez você já tenha constatado a existência de uma diástase dos grandes retos.

Seu esterno está em posição alta, porém quase paralelo ao solo.

Seu tórax parece pouco móvel no global, permanecendo em posição elevada mesmo na expiração, e suas terceiras costelas são salientes e recusam-se a descer.

Você não consegue diminuir a hiperlordose lombar, a não ser lordosando a coluna cervical. Fletir os joelhos não é suficiente para consegui-lo.

### ☞ *O seu tórax está bloqueado em inspiração*

Seu abdome estufa de modo excessivo na inspiração, mantendo-se porém sem tônus.

Seu esterno está bastante inclinado, com a parte inferior mais alta do que a superior (Fig. 90)

Você não consegue mobilizar suas articulações torácicas para expirar (e você pensa até que ninguém é capaz de fazê-lo!) Podem surgir cãibras nos músculos paravertebrais, se você forçar essa mobilização. E é preciso não esquecer que para tentar fazê-lo você já deverá ter dobrado os joelhos para aliviar as lombares.

### ☞ *Seu tórax mostra tendência a aumentar seu diâmetro anteroposterior*

Seu abdome se conduz corretamente, à parte uma ligeira tensão entre as costelas e a crista ilíaca, onde por vezes se percebe uma "corda", oblíqua de cima para baixo e de trás para a frente, que corresponde à tensão do grande oblíquo.

Seu esterno afunda na expiração e permanece assim na inspiração. E talvez ele até tenha uma forma côncava.

As partes laterais de sua caixa torácica se abrem exageradamente na inspiração e não se fecham na expiração.

### ☞ *Seu tórax funciona de modo paradoxal*

Seu abdome se contrai excessivamente na inspiração e ainda mais na expiração. Se você não consegue relaxá-lo, não importa o que faça, é provável que tenha tensões abdominais. Com certeza, você já observou duas pequenas depressões laterais, para fora dos grandes retos, além do que o seu funcionamento intestinal não é dos melhores.

Seu esterno bascula na expiração, sua parte inferior baixando mais que a superior (Fig. 91). Na inspiração, esta parte é pouco móvel e somente a parte superior de seu tórax é que sobe, à custa de tensões nos músculos escalenos e esterno-cleido-mastóideos.

As partes laterais de sua caixa torácica são pouco móveis, o ângulo de Charpy permanecendo fechado.

Você não fica à vontade deitado de costas, as tensões abdominais o impedem de colocar facilmente a cabeça no chão.

### ☛ *Seu tórax tem tendência a permanecer bloqueado em expiração*

Seu abdome e seu tórax lhe parecem livres, até mesmo flexíveis.

Você consegue respirar amplamente duas ou três vezes em seguida, porém isso requer um certo esforço, pois o seu natural o encaminha para a lei do menor esforço.

Além disso, ficar imóvel deitado de costas não o agrada, sobretudo porque você tem dificuldades em manter a cabeça no chão. Seria preciso um travesseiro mais grosso!

### ☛ *Seu modo respiratório é sobretudo de tipo astênico*

Nos grupos de trabalho corporal, é muito interessante completar esse exame pela observação da respiração de um colega, apalpando-lhe o tórax e o abdome, se necessário, e anotando os resultados.

A comparação dos seus resultados e dos do colega permite diferenciar entre o subjetivo e o objetivo.

Com efeito, pode acontecer que os resultados não sejam diferentes, dado que o próprio indivíduo sente aquilo que ele pode ou que ele quer sentir.

O mesmo vale, infelizmente, para um terapeuta que, por vezes, carece de objetividade e parece ver apenas um tipo de patologia, freqüentemente em relação com sua própria problemática.

É difícil passar em revista todas as combinações possíveis, sabendo que elas são por vezes tão complexas que um teste como o proposto por nós não é capaz de torná-las evidentes.

O Método das Cadeias G.D.S. faz uso de uma bateria de testes cujos resultados, se comparados, permitem delimitar um "terreno" com maior precisão do que esse único teste. Porém isso já sairia dos limites deste texto, já por si complexo.

# CAPÍTULO 6

# COMO FAZER PARA RESPIRAR MELHOR

## ESCLARECIMENTOS FINAIS

Até onde podemos mudar a morfologia de um indivíduo? Isso poderia modificar também o seu comportamento ou, ao contrário, é obrigatório que ele mude o comportamento para que permita essa remodelagem? ***Nosso objetivo não é mudar alguém mas, principalmente, tentar ajudá-lo a <u>viver em harmonia consigo mesmo.</u>***

Trabalhando no corpo, e levando em conta a relação que existe entre a estática e o comportamento, esbarramos freqüentemente com o limite imposto pela vontade do paciente. Não podemos tratar de alguém contra sua vontade...

Entretanto, a harmonização das tensões musculares pode ajudar certas pessoas a **tomar consciência** de seus excessos e dar-lhes vontade de **assumir a responsabilidade pelo próprio corpo**. Quando isso ocorre, que satisfação nos traz essa tarefa de desfazer as tensões do corpo e voltar a dar-lhe o seu correto modo de emprego!

Entretanto, como fisioterapeutas, dispomos somente de certos instrumentos. Nosso trabalho é, pois, complementar as outras abordagens terapêuticas, como a acupuntura, a homeopatia, a psicoterapia ou a psicanálise – quando se trata do "terreno" –, e da alopatia, sobretudo quando deparamos com casos agudos.

No caso de uma fisioterapia globalista, é impossível resumir em poucas linhas um tratamento, sob pena de cair na "receita". Mas não existe "receita"! O tratamento, que eu prefiro chamar de **acompanhamento**, é construído sobre uma **permanente adaptação** àquilo que o paciente deixa desvendar ao longo das sessões.

O paciente que deseja assumir a responsabilidade pelo próprio corpo geralmente começa com sessões individuais. O terapeuta tenta compreender o modo de funcionamento do paciente no momento atual, a fim de poder harmonizar as tensões entre as diferentes cadeias musculares. Sabendo, porém, que não existe, como se poderia crer, de um lado músculos maus que precisam a todo custo ser alongados e, de outro lado, músculos bons que bastaria reforçar.

É principalmente um **equilíbrio entre as diferentes famílias** que devemos buscar, pois estas se tornaram cadeias de tensão e antagonistas umas das outras, em vez de complementares.

Se tomo como exemplo um indivíduo que mostra excesso nas cadeias posteriores e medianas, o trabalho terapêutico não será inibir a qualquer custo esta cadeia, mas, antes, rearmonizar as tensões dessa PM relativamente às cadeias AM e PA-AP, que são suas antagonistas.

Essa é uma *fase de refuncionalização*, um trabalho em superfície, digamos assim, que não requer investimentos mais profundos por parte do paciente.

Certos sintomas devem ser respeitados e não devem ser combatidos sem discernimento, pois são apenas o sinal de alarme de um "problema" mais geral.

Ao longo das sessões, levando em consideração nossas observações e os resultados de testes sucessivos, mas, sobretudo, as reflexões do próprio paciente, chegaremos a delimitar melhor o seu "terreno". E se ele assim o desejar, então poderemos iniciar um trabalho em profundidade, que necessite de um investimento real da parte dele e, por vezes, até mesmo de um questionamento profundo. O trabalho de "acompanhamento" de uma pessoa, ainda que ela esteja decidida a assumir a responsabilidade pelo seu bom funcionamento corporal, não é coisa fácil, em nada comparável à simples supressão de um sintoma. Se fosse fácil como neste último caso, nós seríamos tidos por verdadeiros feiticeiros. Não sendo assim, temos de aprender bem depressa o significado da paciência e da humildade.

Infelizmente, estou entre os que acreditam que é mais fácil exprimir um "mal-estar" através de um sofrimento físico (ciática ou periartrite escapuloumeral, por exemplo) do que tomar consciência dele...

Um trabalho realizado com Françoise Blot, especialista em relações humanas, a quem devo muito, convenceu-me de que falar de globalidade refugiando-se no corpo, ainda que seja no corpo energético, é um desafio.

Entretanto, não se deve cair na armadilha em que caem muitos terapeutas, que pensam ter compreendido tudo e se permitem definir o outro, explicando-lhe o que está errado em sua vida e o que deveria fazer para que isso mudasse. Um de meus amigos afixou na parede de seu banheiro a seguinte frase: "A porta da mudança somente se abre do interior, e cada um de nós possui a chave dela". Com efeito, a tomada de consciência não se impõe, ela ocorre quando deve ocorrer, mas estou convencido de que o trabalho corporal facilita enormemente as coisas. A esse respeito, Stanley Keleman escreve: **"O trabalho sobre a respiração constitui um excelente meio para entrar em relação consigo próprio tanto quanto com os outros".**

Abordar a respiração faz parte de um todo indissociável, incluído num trabalho do corpo inteiro, dos pés até o crânio e até a ponta dos dedos.

Esse modo de trabalhar, que também é o meu, é muito instintivo para se poder resumir em algumas páginas. Seria necessário passar em revista as técnicas, assim como as precauções específicas a cada estrutura; e mesmo assim teríamos apenas um catálogo de técnicas com as quais é preciso ter aprendido a jogar, de acordo com os casos particulares. Somente aqueles que seguiram o seu aprendizado poderiam tirar o essencial delas. Considero mais honesto propor-lhes maneiras de relançar a mecânica respiratória pela integração do movimento justo.

Entre os exercícios que lhes proporei a seguir, muitos são encontrados em outras disciplinas como a ioga, a coordenação motora, a eutonia de Gerda Alexander, o método de Mathias Alexander, o de madame Ehrenfried, de Moshe Feldenkrais e o Método das cadeias

G.D.S., naturalmente. Espero não ter esquecido ninguém e que todos aqui recebam os agradecimentos pelos benefícios que suas técnicas trazem aos pacientes.

Cada uma das tipologias definidas anteriormente apresenta freios musculares específicos, que entravam a ritmicidade diafragmática. É necessário, pois, soltar esses freios antes de poder relançar a máquina.

## LIBERAÇÃO DE UM TÓRAX BLOQUEADO EM POSIÇÃO INSPIRATÓRIA

Vamos tentar, num primeiro momento, _tornar a dar ritmo à região cervicocefálica, pivô primário de PA-AP, relaxando os músculos longos do pescoço e pré-vertebrais_ (Fig. 96): coloque-se em decúbito ventral, com uma bola macia ou um pequeno travesseiro sob o esterno, colocado no sentido do comprimento, para favorecer a cifose em D8, e um pequeno travesseiro sob os pés.

Afastando os cotovelos, sobreponha as mãos, com as palmas voltadas para baixo e colocadas no chão, debaixo da fronte, que você irá colocar sobre os dois indicadores superpostos. Se o seu nariz encostar no chão, coloque um livro por baixo das mãos, por exemplo.

Tome cuidado de colocar bem as mãos, de modo a garantir suficiente liberdade à cabeça para que ela possa bascular sem entraves.

Normalmente, _a inspiração se acompanha de uma delordose cervical e lombar assim como de uma retrobáscula da bacia, enquanto a lordose reaparece na expiração._

É isso o que está acontecendo? Na tipologia de que estamos tratando, a lordose não volta a surgir na expiração e a coluna cervical permanece fixada em retificação.

Por enquanto, preste atenção na região do meio da coluna cervical (C4 e C5). Tente fazer com que ela desça na direção do chão, isto é, tente refazer a lordose, aproveitando-se do tempo expiratório e, em seguida, fazê-la subir em delordose na inspiração.

Insista então na lordose no tempo expiratório, para diminuir o espasmo dos longos do pescoço e dos pré-vertebrais. Não force. Tente sobretudo visualizar bem o movimento no lugar certo.

Alongue-se como quiser antes de voltar-se de lado e deitar-se de costas.

Deitado de costas, deslize um calço macio sob a coluna cervical para manter o que já ganhou em flexibilidade no sentido da lordose cervical. Flexione as pernas para poder posicionar confortavelmente a bacia e delordosar a coluna dorsolombar.

_Vamos agora "amaciar" a região interescapular_ (Fig. 97): Segure os cotovelos com as mãos e leve-os para diante de seu rosto, com os braços verticais. Empurre os cotovelos para

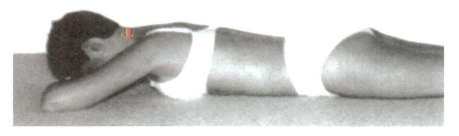

**FIG. 96**

FLEXIBILIZAÇÃO DA COLUNA CERVICAL

Coloque a testa sobre as palmas das mãos voltadas para baixo e superpostas. Preste atenção na parte do meio de sua coluna cervical (C4 e C5) e tente fazê-la descer de encontro ao colchão, ou seja, lordosar a coluna cervical, no tempo expiratório, para retirar o excesso de tensão, ou o espasmo, do longo do pescoço e dos pré-vertebrais.

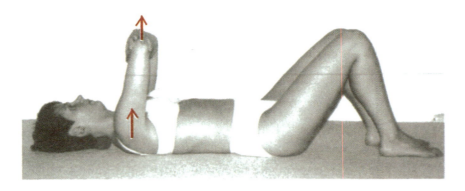

**FIG. 97**

FLEXIBILIZAÇÃO DA REGIÃO INTERESCAPULAR

Coloque os braços como na figura e empurre os cotovelos para o teto, até que as omoplatas se descolem do chão.
Associe com a descida do esterno na direção dos pés e na direção do chão, durante a expiração. Prolongue ao máximo a expiração, para manter o alongamento por mais tempo. Visualize a distância entre as omoplatas e tente aumentar essa distância.

cima, até que as omoplatas descolem do chão. É possível fazê-lo sem levar junto a coluna vertebral?

Visualize bem a distância entre as omoplatas e a coluna e tente aumentar essa distância. Se conseguir fazê-lo, associe a isso uma descida do esterno na direção dos pés e do chão, durante o tempo expiratório, que você fará durar mais um pouco para manter por mais tempo o alongamento.

Descanse as omoplatas no solo durante a inspiração.

Repita o exercício várias vezes, sem forçar, de acordo com suas possibilidades.

Em seguida, coloque as palmas das mãos sobre as omoplatas, e cifosando a coluna dorsal alta, sem forçar a cabeça e o pescoço, mobilize sua coluna e o tórax em todas as direções. Insista nas inclinações laterais ritmadas para relaxar os intercostais.

Com cuidado, passe à posição sentada. Alguns preferirão sentar-se com as pernas cruzadas, outros sobre os calcanhares, para este exercício de _relaxamento dos pilares do diafragma_ (Fig. 98): na posição que lhe pareça mais confortável, segure as omoplatas com as palmas das mãos e enrole o tronco em cifose. Sem soltar as omoplatas, exerça com os cotovelos uma pressão para baixo e para trás, sobre o esterno, a fim de dirigir a cifose para a região da coluna situada entre D12 e L3.

Os pilares do diafragma que se fixam sobre L1, L2 e L3, puxam essa região para o alto e para a frente. Tente visualizá-los e também o sentido de sua tração sobre essa parte da coluna.

Aproveite a expiração para acentuar a posição inicial e depois oponha-se à elevação

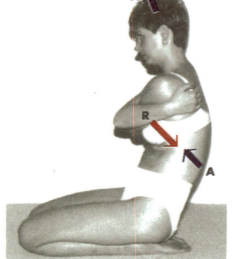

**FIG. 98**

RELAXAMENTO DOS PILARES DO DIAFRAGMA

Aproveite a expiração para assumir a posição da figura e, em seguida, oponha-se à elevação costal e à retificação da coluna no tempo inspiratório.
Mantenha-se um instante em apnéia, antes de relaxar na expiração. Repita duas ou três vezes.

das costelas e retificação da coluna na inspiração. Mantenha-se um instante em apnéia, antes de relaxar expirando.

Repita duas ou três vezes.

*As fibras anteriores do diafragma também devem ser relaxadas* (Fig. 99). Sempre em posição sentada, coloque a parte inferior das palmas das mãos sobre as partes inferiores do tórax de cada lado do ângulo de Charpy, com os dedos apontados para o umbigo.

Dobre os dedos e tente enfiá-los sob o gradil costal, insistindo progressivamente. No início, eles penetram com dificuldade e são empurrados para fora a partir do início da inspiração. Isto se deve ao excesso de tensão no diafragma e no transverso do abdome.

Logo que for possível avançar com os dedos, associe à expiração um empurrão para baixo com as palmas das mãos, para fazer baixar o gradil costal, enquanto os dedos vão em sentido contrário, empurrando o diafragma para cima.

Na inspiração, oponha-se simultaneamente à subida das costelas e à descida do centro frênico.

Você vai facilitar o *relaxamento do transverso do abdome* massageando o ventre a partir da coluna, atrás, até a linha alba, na frente.

Progressivamente, faça penetrar a polpa dos dedos no interior das cristas ilíacas e apóie sobre elas, para abri-las em rotação externa na frente, massageando delicadamente os músculos ilíacos freqüentemente doloridos.

*A tomada de consciência da mobilidade diafragmática pela representação mimética é muito interessante* (Fig. 100): de pé, coloque as mãos superpostas diante de você, na altura do tórax, com os cotovelos abaixados.

Na inspiração, num primeiro momento, faça descer as mãos, representando o que acontece com o centro frênico.

Num segundo momento, interrompa a descida das mãos, suba e afaste os cotovelos, para reproduzir o que acontece com as costelas (elevação). Deslize as mãos uma sobre a outra a fim de diminuir a distância entre os cotovelos. Assim você estará representando o encurtamento das fibras musculares do diafragma.

Na expiração, faça descer os cotovelos, aproximando-os, enquanto faz subir as mãos deslizando-as de volta e aumentando a distância entre elas, como se fosse separá-las.

Ivaldo Bertazzo, um amigo brasileiro especialista do movimento, faz com seus alunos uma verdadeira *mobilização espiróide do diafragma*: para isso, fique em pé, com os pés bem ancorados no chão e com os joelhos desaferrolhados (Fig. 101).

Mantenha a consciência do seu eixo vertical. Segure as omoplatas com as palmas das mãos sem subir os ombros e liberando o pescoço.

Exercendo uma ligeira pressão dos cotovelos para trás, agora você vai acompanhar o relevo das paredes da caixa torácica, como se quisesses massageá-la.

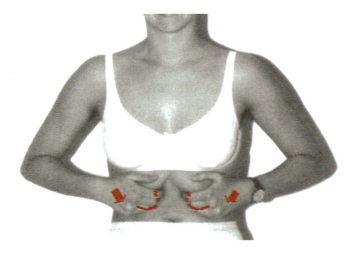

**FIG. 99**

RELAXAMENTO DAS FIBRAS ANTERIORES DO DIAFRAGMA

Associe à expiração uma tração para baixo, feita com as partes inferiores das palmas das mãos sobre o gradil costal, e um empurrão dos dedos em sentido contrário, por sob as costelas, para enviar o diafragma para cima.
Na inspiração, oponha-se, simultaneamente, à subida das costelas e ao abaixamento do centro frênico.

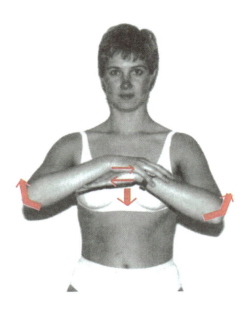 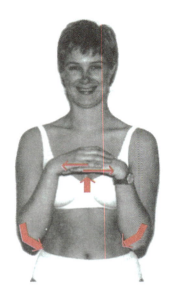

**FIG. 100**

MÍMICA DA FISIOLOGIA DIAFRAGMÁTICA

Em pé, coloque suas mãos superpostas à sua frente, na altura do tórax, com os cotovelos abaixados.
Na inspiração: no primeiro momento, faça descer as mãos, que representam o centro frênico.
Em seguida, interrompa a descida das mãos superpostas, eleve e afaste os cotovelos para reproduzir a elevação das costelas. Deslize as mãos uma sobre a outra, para diminuir a distância entre os cotovelos, reproduzindo o encurtamento das fibras musculares do diafragma.
Na expiração faça baixar novamente os cotovelos, aproximando-os do tronco, enquanto eleva as mãos e aumenta a distância entre elas.

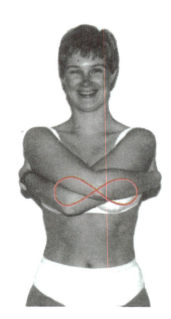

**FIG. 101**

MOBILIZAÇÃO ESPIRÓIDE DO DIAFRAGMA

Partindo do meio, dirija a pressão para a direita e siga o relevo da parede posterior do hemitórax direito; em seguida, siga pela parede lateral e, finalmente, pela anterior.
De volta à linha mediana, cruze a coluna vertebral pela frente, para chegar à parede posterior do hemitórax esquerdo, depois lateral, e, enfim, anterior, voltando à linha mediana.
Você desenhará no espaço um lemniscata, símbolo do movimento.

Partindo do meio, dirija essa pressão para a direita e siga o relevo interno da parede posterior do hemitórax direito, depois a parede lateral e, finalmente, a anterior. De volta à linha mediana, cruze a coluna vertebral pela frente, para alcançar a parede posterior do hemitórax esquerdo, depois a lateral e a anterior, para voltar à linha mediana.

Desse modo você desenhará um laço de duas voltas, um lenmiscata, símbolo do movimento. Faça várias vezes em seguida, sem parar, mas sem forçar. O movimento deve ser regular, fluido.

É freqüentemente necessário _relaxar o psoas, para diminuir a lordose dorsolombar, típi-_

*ca da tipologia de que estamos tratando* (Fig. 102): para isso, sempre em decúbito dorsal, traga uma das pernas em flexão tripla sobre o ventre e segure-a com os braços.

Mantenha um bom posicionamento da bacia, puxando o joelho para você, para delordosar ao máximo a coluna lombar.

Alinhe a perna que fixou no chão, evitando a abdução ou rotação. Alongue o joelho, evitando porém o excesso do recurvatum, e estique o pé no prolongamento do eixo durante todo o tempo expiratório. Prolongue a expiração, para manter o estiramento por mais tempo, sempre sem forçar, no seu próprio ritmo.

Agora já podemos *relançar a ritmicidade diafragmática no corpo inteiro* (Fig. 103): alongue-se sobre o ventre, com um pequeno travesseiro longitudinal sob o esterno, para fixar D8 no ponto mais saliente da cifose.

Superponha as duas mãos e coloque-as no chão, como no primeiro exercício. Se o seu nariz ainda continua comprido, você pode colocar novamente um livro sob as mãos. Ponha um pequeno travesseiro sob os tornozelos.

Inspire profundamente. Você consegue sentir a delordose na inspiração e a volta da lordose na expiração?

Ainda que você tenha impressão de que tudo isso é fácil, reinstale essa alternância no ritmo de sua respiração, sem forçar, sem golpes bruscos.

Na inspiração, *elimine a lordose da coluna cervical e da lombar*, enquanto retroverte a bacia, pensando em encostar o púbis com força contra o chão e em levar o cóccix na direção do púbis.

Na expiração, relaxe todas as ações musculares e *colabore na reinstalação das duas lordoses*, cervical e lombar. Tente perceber as modificações de pressão nas duas cavidades, torácica e abdominal.

**FIG. 102**

RELAXAMENTO DOS PSOAS

Cuide de manter uma boa posição da bacia, trazendo o joelho contra o seu peito para delordosar ao máximo a coluna lombar.
Alinhe a outra perna, evitando qualquer abdução ou rotação; em seguida, alongue-a apontando a ponta do pé para a frente, no eixo, durante todo o tempo expiratório.

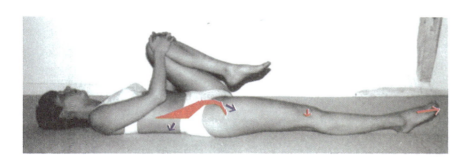

**FIG. 103**

RELANÇAR A RITMICIDADE RESPIRATÓRIA NO CORPO INTEIRO

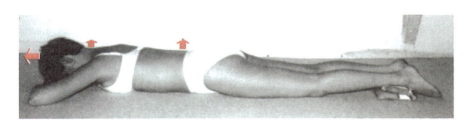

Na inspiração, faça a delordose da coluna cervical e da coluna lombar, enquanto retroverte a bacia, pensando em encostar o púbis no chão e levar o cóccix na direção do púbis.

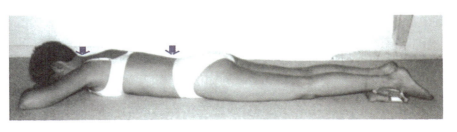

Na expiração, relaxe todas essas ações musculares e ajude na reinstalação das lordoses.

Alongue-se em todas as direções ao fim do exercício, e passe progressivamente para a posição deitada de costas. Arranhe o esterno no sentido do comprimento.

Levante-se com cuidado, apoiando-se nas mãos e passando pela posição de quatro. Na posição vertical, apóie-se bem no chão, solte os joelhos ligeiramente e erija a sua coluna sem excesso.

Fazendo pequenas flexões rítmicas e rápidas dos joelhos, você irá despertar os quadríceps que, reagindo, freiam essa flexão e fazem com que o corpo sofra uma impulsão para cima empurrando o chão (Fig. 104).

Somente o eixo vertebral permanece em alerta, enquanto membros e cinturas estão relaxados.

Deixe-se preencher com essa vibração para baixo – para cima – para baixo etc.

Este exercício, que chegou até nós nas aulas de Ivaldo Bertazzo, é excelente para _relançar a dinâmica de alternância entre o cima e o baixo, entre PA e AP_.

## LIBERAÇÃO DE UM TÓRAX COM GRANDE DIÂMETRO ANTEROPOSTERIOR

É no nível dos tornozelos, pivô primário da cadeia posterior-mediana, que é preciso começar a trabalhar. Com efeito, se os tornozelos estão bloqueados em flexão plantar, é impossível corrigir a propulsão anterior do tronco e, por conseqüência, o posicionamento do tórax.

_Vejamos se os seus pés estão bem ancorados no chão_ (Fig. 105): em posição em pé, os dois pés paralelos e no mesmo afastamento dos ísquios, observe de que modo eles se apóiam no chão. Você se apóia sobre toda a planta dos pés? Ou sobre as pontas ou ainda sobre os bordos externos, ou sobre os calcanhares?

Feche os olhos e deixe-se oscilar de trás para a frente e de frente para trás. Você está mais à vontade deslocando-se para a frente ou para trás?

Desloque-se no espaço, primeiro *"martelando" o chão várias vezes com os calcanhares, depois com as pontas, os bordos externos e finalmente com os bordos internos dos pés.*

Continue a andar normalmente alguns instantes, pare e volte à posição inicial. Sua maneira de apoiar-se no chão mudou?

_Teste agora a elasticidade de seus músculos posteriores_ (Fig. 106): tente fletir o tronco para a

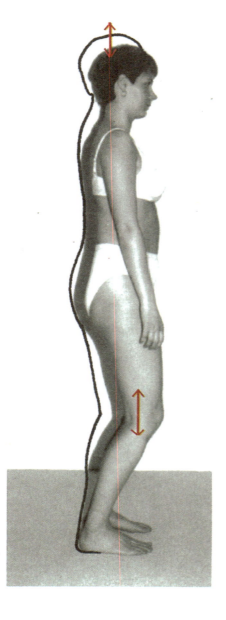

**FIG. 104**

RELANÇAR A DINÂMICA DA ALTERNÂNCIA PA–AP

Com pequenas flexões rítmicas e rápidas dos joelhos, "desperte" os quadríceps, que, ao reagir, vão frear essa pequena flexão e fazê-lo "ricochetear" para cima, empurrando o chão.
Apenas o eixo vertebral está vigilante, enquanto os membros superiores e a cintura escapular estão relaxados.

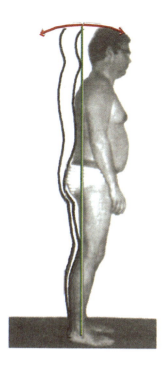

**FIG. 105**

TOMAR CONSCIÊNCIA DO APOIO NO CHÃO

Em pé, com os pés paralelos e tendo entre eles a mesma distância que há entre os ísquios, observe o modo como eles repousam sobre o chão. Você está apoiado sobre toda a planta dos pés? Ou mais sobre os calcanhares? Ou sobre as pontas, ou sobre os bordos externos ou internos?

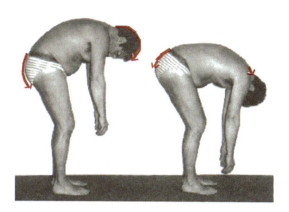

**FIG. 106**

TESTE DE ELASTICIDADE DOS MÚSCULOS POSTERIORES

Tente fletir o tronco para a frente, começando com a cabeça, depois enrolando a coluna, em seguida a bacia, em leve retroversão e, finalmente, fletindo os quadris.

frente, começando pela cabeça, e em seguida enrolando a coluna, depois a bacia em ligeira retroversão e, finalmente, flexionando os quadris.

Você consegue enrolar a coluna, do cóccix até o occiput? Você consegue tocar o chão sem precisar fletir os joelhos ou sem levá-los em hiperextensão?

Coloque as mãos no chão. Talvez você precise fletir os joelhos ou, se isso não bastar, colocar suas mãos sobre listas telefônicas, por exemplo. Ou talvez sinta necessidade, no início, de afastar os pés. Mas é preciso sempre mantê-los paralelos. Relaxe a cabeça e o pescoço entre os braços e divida bem o apoio nas mãos e pés bem apoiados no chão.

Inspire nessa posição, em seguida empurre o chão com um pé, sem descolar o calcanhar, expirando devagar, para facilitar *o alongamento dos músculos da panturrilha e dos ísquios tibiais* (Fig. 107).

Nota: Não é preciso esticar os joelhos a qualquer preço, mas empurrar o chão para subir o glúteo do mesmo lado. Evite a hiperextensão de joelho.

Alterne o alongamento de um lado e depois do outro, sempre no tempo expiratório, alternando com um tempo de relaxamento na inspiração.

Para voltar à posição em pé, flexione os joelhos para a frente, ao mesmo tempo em que faz a retro-báscula da bacia, baixando os glúteos na direção dos calcanhares e trazendo o cóccix para a frente.

Endireite sucessivamente os diferentes andares da coluna, partindo de baixo e terminando com a cabeça (Fig. 108).

Isto permite recordar aos músculos das cadeias posteriores e medianas que é a partir de um ponto fixo inferior que eles podem assegurar sua função de **mantenedores da verticalidade da estrutura óssea.**

*Agache-se para amaciar os seus tornozelos.* Você consegue se agachar mantendo os pés paralelos e apoiados no chão em toda a sua extensão? Se isso não for possível, coloque um joelho no chão e alinhe o outro pé na sua frente, no mesmo plano sagital que a perna e a coxa (Fig. 109).

Coloque as mãos sobre o joelho e em seguida acentue a inclinação anterior da tíbia sobre o tornozelo. Não crispe os artelhos e pense em aumentar a distância entre eles e o calcanhar. Você pode até desgrudá-los ligeiramente do chão, se isso puder facilitar o movi-

**FIG. 107**

ALONGAMENTO DOS MÚSCULOS POSTERIORES DOS MEMBROS INFERIORES

Relaxe a cabeça e o pescoço entre os braços e distribua bem o apoio sobre mãos e pés bem apoiados no chão.
Inspire nessa posição e, em seguida, empurre o chão com um pé, sem levantar o calcanhar, expirando bem devagar, para facilitar o alongamento dos músculos da panturrilha e dos isquiostibiais.

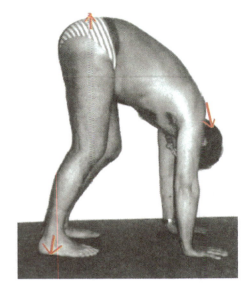

**FIG. 108**

REPROGRAMAÇÃO DOS MÚSCULOS POSTERIORES

Para voltar à posição em pé, flexione os joelhos para a frente, ao mesmo tempo que faz a retrobáscula da bacia, puxando as nádegas na direção dos calcanhares e o cóccix para a frente. Endireite progressivamente os diferentes andares da coluna, partindo de baixo e terminando com a cabeça.

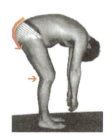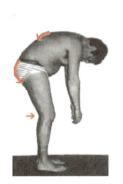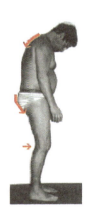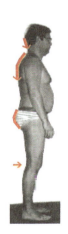

mento. Forçar exageradamente é inútil, e pode ser nefasto. Tente de preferência visualizar bem o que pretende conseguir.

Você mereceu passar agora para a posição deitada de costas. Antes, porém, pegue duas bolas de espuma do tamanho de bolas de tênis. Elas servirão para _relaxar os músculos da região glútea para que você possa tomar consciência do seu sacro_ (Fig. 110): dobre as pernas, numa boa distância da bacia para que esta repouse confortavelmente no chão, e coloque um calço duro sob a nuca.

Eleve a bacia e coloque as bolas de cada lado do sacro, sob os glúteos que vão se apoiar sobre elas.

Para facilitar o relaxamento, conduza a respiração para a bacia e procure torná-la cada vez mais pesada, progressivamente, no seu ritmo.

Esta região é freqüentemente muito sensível, seja devido à tensão dos piramidais ou dos glúteos que se contraem em reação às bolas. Insista, essas tensões logo vão desaparecer.

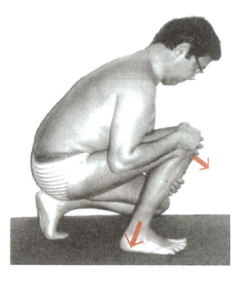

**FIG. 109**

FLEXIBILIZANDO OS TORNOZELOS

Acentue a inclinação anterior da tíbia sobre o tornozelo. Não crispe os artelhos e pense em aumentar a distância entre eles e o calcanhar. É permitido descolar ligeiramente os artelhos do chão, para facilitar a execução.

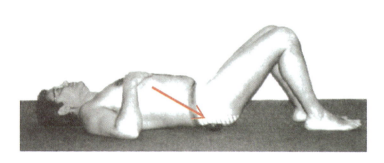

**FIG. 110**

CONSCIENTIZAÇÃO DO SACRO

Eleve a bacia e coloque duas bolas de borracha, uma de cada lado do sacro, sob os glúteos. Deixe cair o peso do corpo sobre as bolas. Para facilitar o relaxamento, conduza a expiração para a bacia e faça com que ela fique cada vez mais pesada.

Quando não estiver mais sentindo as bolas, pode retirá-las. Mas deixe-as por perto, pois serão usadas mais tarde.

O que você sente agora? Percebe o relevo do sacro? Tente analisar sua forma e volume. Você percebe suas curvas, no sentido do comprimento e da largura?

Faça com que o sacro se mexa contra o chão, de trás para a frente e lateralmente. Não se pergunte com que músculos você conseguirá fazer isso. Pense unicamente no sacro e visualize-o no espaço. Relaxe antes de prosseguir.

Retome a mesma posição, com as pernas fletidas na angulação correta, permitindo apoiar sem dificuldade toda a planta dos pés no chão.

Empurre o chão com os dois pés. Você faz isso com as pontas, com os calcanhares ou com a totalidade das plantas dos pés? Tente fazê-lo novamente com as pontas dos pés. O que faz a sua bacia?

Agora com os calcanhares. Sua bacia se mexe da mesma maneira?

Empurre o chão com toda a planta dos pés e, voluntariamente, aumente ao mesmo tempo a retrobáscula do sacro.

Relaxe e deixe o sacro "rolar" no outro sentido.

Agora iremos mais longe e _reprogramaremos os grandes glúteos_. Sua boa fisiologia, na estática em posição em pé, é _garantir a verticalidade do sacro_ (Fig. 111): comece por intensificar o apoio de seus pés no chão retrobasculando o sacro, depois tente colar L5 no chão descolando o sacro, que continua em retroversão, depois L4, descolando L5 e o sacro, depois L3 etc. e, finalmente, L1, descolando L2 e as outras vértebras subjacentes e o sacro.

N.B. É indispensável manter o sacro em retrobáscula, mesmo descolado do chão.

A volta também é importante. Tente colocar no chão uma vértebra de cada vez, isto é, L2, L3, L4 e L5, antes de deixar o sacro "desenrolar-se" novamente no chão.

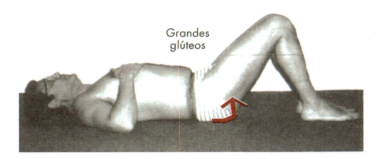

**FIG. 111**

REPROGRAMAÇÃO DOS GRANDES GLÚTEOS

Comece aumentando o apoio dos pés no chão e faça a retrobáscula do sacro. Tente colar L5 contra o chão, descolando o sacro, que, entretanto, permanece em retroversão. Faça o mesmo com L4, descolando L5 e o sacro, depois com L3, descolando L4, L5 e o sacro etc. até L1.
Para manter a retrobáscula do sacro, imagine uma alça ligada à ponta de seu cóccix. Puxando essa alça, leve o cóccix em flexão, assim como o sacro.
A volta é igualmente importante. Tente repousar no chão uma vértebra por vez, ou seja, L2, L3, L4 e, enfim, L5, antes de deixar o sacro desenrolar-se no chão.
Repita duas ou três vezes o percurso de ida e volta.

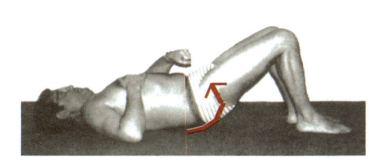

Repita duas ou três vezes ida e volta, sem esquecer de respirar.

Relaxe e alongue-se. Aproveite para pegar novamente as bolas. Sempre deitado de costas, pernas dobradas, eleve ligeiramente o tórax, para colocar as bolas de um lado e de outro da coluna na região entre D9 e D12, e dentro dos ângulos posteriores das costelas correspondentes (Fig. 112). Por vezes, a região é muito sensível, devido à reação de defesa dos diferentes planos musculares. Persista e conduza sua expiração para essa região, para torná-la mais pesada e facilitar o _relaxamento dos músculos paravertebrais_.

Quando deixar de sentir as bolas, pode retirá-las. Conscientize-se da nova sensação nessa região das costas, tão pouco presente normalmente. Você percebe agora o movimento das costelas? Se ainda não, não se preocupe, pois voltaremos a ele.

Mantenha a mesma posição e leve a atenção para o occipital, que você acabou de apoiar sobre um livro ou lista telefônica. _Vamos relaxar essa região occipital que está sob o domínio dos músculos de PM_ (Fig. 113).

Que forma tem o seu occipital? Ele é chato ou convexo? Pontudo ou arredondado? Você percebe uma bossa ou duas? Ele é sensível? Ele é simétrico dos dois lados? (Freqüentemente um lado parece maior e mais sensível do que o outro).

Oscilando a cabeça de um lado para o outro, como para dizer "não", massagear a região sensível contra o calço (livro ou lista telefônica).

Variando a posição da cabeça, você poderá massagear mais baixo, na junção suboccipital, ou mais alto, na direção do ponto mais saliente do occipital.

_Isso favorece o relaxamento dos músculos grande e pequeno complexos e os occipitais._

Quando a sensibilidade tiver diminuído, pare e coloque as mãos na fronte, com os dedos apontados para o alto do crânio e os bordos cubitais das duas mãos em contato (Fig. 114).

Faça com que a pele das palmas se cole na pele da testa, e desloque-a, puxe-a, sem que as mãos deslizem na direção dos olhos, a fim de _tensionar a aponevrose epicraniana_ que liga os músculos occipitais, atrás, com os músculos frontais na frente.

Pode ser que isso logo se torne desagradável, surgindo sensações de alfinetadas. Se for o caso, não solte bruscamente a pele, mas acompanhe-a de volta ao topo do crânio; em

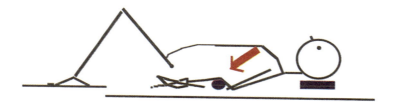

**FIG. 112**

RELAXAR OS MÚSCULOS PARAVERTEBRAIS

Levante ligeiramente o tórax para colocar as bolas dos dois lados da coluna, entre D9 e D12, e dentro dos ângulos posteriores das costelas correspondentes. Conduza a expiração para essa zona, para torná-la mais pesada e facilitar o relaxamento dos músculos paravertebrais.
Apóie a cabeça em um pedaço de madeira ou algo duro.

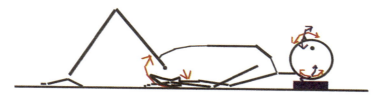

**FIG. 113**

RELAXAR A REGIÃO SUBOCCIPITAL

Oscilar a cabeça de um lado para outro, como para dizer não, massageando a região sensível apoiada no calço duro. Fazendo variar a verticalidade da cabeça, você poderá massagear mais baixo, perto da junção suboccipital, ou mais alto, perto do topo do occipital. Isso favorece o relaxamento dos complexos e dos occipitais.

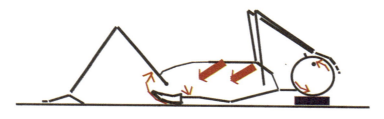

**FIG. 114**

ALONGAMENTO DA APONEVROSE EPICRANIANA

Coloque, bem aderidas, as duas mãos sobre a pele da testa e tracione a pele na direção dos olhos, sem deixar que as mãos deslizem, para tensionar assim a aponevrose epicraniana em toda a circunferência superior do crânio. Esta liga os músculos occipitais, atrás, aos frontais, na frente.

seguida mobilize-a diversas vezes de cima para baixo e de baixo para cima, por sobre o osso subjacente. Só então você retirará as mãos e fará um alongamento global de todo o corpo antes de passar ao exercício seguinte.

Dirija sua atenção para a região suboccipital e tente *visualizar C0/C1 e C1/C2* (Fig. 115). Comece pela articulação C0/C1 e visualize as superfícies articulares côncavas do atlas, que servem de apoio para aquelas convexas do occiput. Mexa ligeiramente a cabeça, de cima para baixo, tentando realizar esse pequeno movimento apenas na articulação C0/C1.

Em seguida passe a C1/C2 e visualize a apófise odontóide, que nasce da parte anterior e superior do corpo do axis e tem a forma de uma sela, sobre a qual "senta-se" o atlas, que envolve a odontóide com seus braços.

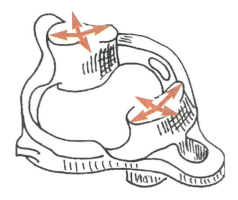

A apófise odontóide localiza-se na parte anterior e superior do corpo do axis, que tem a forma de uma sela. Sobre ela "senta-se" o atlas, que abarca a odontóide com os braços.

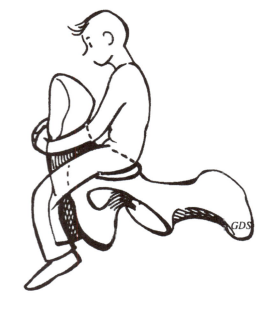

**FIG. 115**
ESQUEMATIZAÇÃO DAS ARTICULAÇÕES ENTRE OCCIPUT E ATLAS E ENTRE ATLAS E AXIS
As superfícies articulares côncavas do atlas dão apoio às superfícies convexas do occiput.

Mexa a cabeça lateralmente, como para dizer "não", tentando fazer com que ela apenas gire com C1 ao redor da apófise odontóide.

Termine desenhando, com a ponta do nariz, "oitos" (8) no teto, em um sentido e no outro.

*Este exercício é excelente para relaxar os pequenos músculos suboccipitais*, freqüentemente sufocados pela tensão dos complexos que aferrolham a cabeça em extensão (ou flexão posterior).

Passe progressivamente à posição deitada sobre o ventre, depois à posição quadrúpede, para finalmente sentar-se sobre os calcanhares ou com as pernas cruzadas na frente.

Nesta posição iremos *relaxar as fibras anteriores do diafragma* (Fig. 99) como no primeiro caso.

Em seguida *relançaremos a atividade rítmica dos músculos transversários espinhosos*, sufocados pelo excesso de tensão nas cadeias posteriores e medianas, especialmente nos paravertebrais. Segure as omoplatas com as mãos e, mantendo o olhar fixo para a frente, na altura dos olhos, mobilize o tórax em rotação lateral, em "tique-taque".

Continue o movimento variando o grau de curvatura da coluna, partindo de uma cifose até a ereção (retificação) quase completa.

Passe em seguida à posição chamada de "oração islâmica" (Fig. 117). Sente-se sobre os calcanhares, coloque o ventre sobre as coxas ou entre as coxas, dependendo de seu volume!

Relaxe e libere o pescoço ao máximo, para poder apoiar a cabeça no chão, adiante dos joelhos. A posição lhe parece confortável? Você consegue fletir suficientemente os joelhos ou é o tamanho da barriga que atrapalha? Quando você inspira profundamente sua bacia é levada para cima? Você tem a impressão de não respirar suficientemente? De querer respirar mais? Conseguiu perceber uma mobilidade nas costelas posteriores?

Tome uma bola de gás e coloque-a sob o esterno e tente não achatá-la muito ao voltar à posição anterior.

Em cada inspiração, imagine que esse balão se enche e então "enrole-se" em volta dele. Para isso será preciso alargar o tórax na parte de trás. Visualize essa parte posterior de seu tórax e amplie sua expansão. Godelieve Denys-Struyf chama isso de "respirar nas costas".

Permaneça um tempo assim, para "impregnar-se", antes de passar à posição quadrúpede, apoiando-se nas mãos.

Mobilize sua bacia em todas as direções, sua coluna lombar, em seguida sua coluna dorsal entre as omoplatas, sem fletir muito os cotovelos. Faça tudo isso com calma, como um cachorro que se alonga antes de sair de seu cesto (Fig. 118).

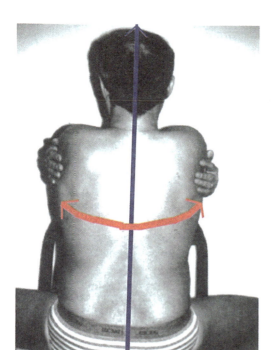

**FIG. 116**

TIQUE-TAQUE

Abrace as omoplatas e mantendo o olhar fixo à frente e na mesma altura dos olhos, mobilize o tórax em rotação, de um lado para outro, ao redor de um eixo vertical e à maneira de um pêndulo, no ritmo do tique-taque.

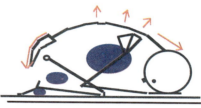

**FIG. 117**

ESTIMULAÇÃO DA "RESPIRAÇÃO NAS COSTAS"

A cada inspiração, imagine que a bola colocada sob o esterno se estufa e, então, enrole-se sobre ela. Para isso é preciso aumentar o tórax atrás. A bacia não deve descolar dos calcanhares nem a cabeça do chão. Se necessário, use travesseiros de apoio para coxas e tornozelos.
Visualize a parte posterior do tórax e amplie sua expansão inspiratória.

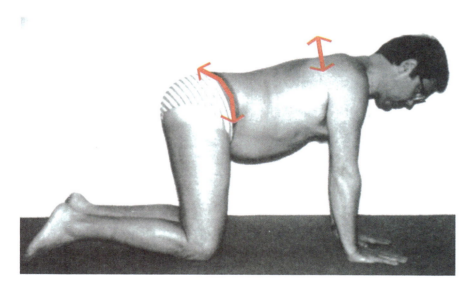

**FIG. 118**

MOBILIZAÇÃO DO TRONCO EM POSIÇÃO QUADRÚPEDE

Mobilize a bacia e coluna lombar, em seguida, a coluna dorsal entre as omoplatas, sem fletir muito os cotovelos. Faça tudo devagar, como um cachorro que se espreguiça.

Você pode acrescentar movimentos de _estimulação da ritmicidade respiratória em todo o corpo, em decúbito ventral_, como no caso anterior (Fig. 97).

Para terminar, _faça percussões sobre todas as partes ósseas acessíveis_, com a ponta dos dedos ou com um pedaço de madeira.

– calcanhares, dorso dos pés,
– cristas das tíbias, faces laterais dos joelhos,
– faces externas dos grandes trocânteres, cristas ilíacas,
– sacro, ísquios (se estiverem acessíveis),
– espinhosas das vértebras,
– costelas e esterno e,
– para terminar, clavículas e crânio (com suavidade) sem esquecer as arcadas zigomáticas no rosto.

Nota: Você deve procurar fazer com que os ossos ressoem, a fim de despertar a consciência dessa armação óssea que é o esqueleto. Entre duas percussões deixe-se preencher por essa vibração, acompanhe-a com a mente até os pontos mais profundos.

Godelieve Denys-Struyf retomando certos princípios da eutonia, nos diz o seguinte:

*"Se não tenho consciência da minha tíbia, vou fabricar uma tíbia com meu solear.*
*Se não tenho consciência de meu fêmur, vou fabricar um fêmur com os isquiostibiais.*
*Se não tenho consciência de meu sacro, fabrico um sacro com os glúteos.*
*Se não tenho consciência de minha coluna vertebral, fabrico uma coluna com os meus paravertebrais...."*

Fazer vibrar o esqueleto com percussões sobre os ossos é uma das maneiras de despertar a "consciência dos ossos". Existem outras maneiras, como o trabalho em torção dos membros ou a visualização (peças ósseas, cartazes etc.) para as zonas menos acessíveis.

As tensões nas cadeias posteriores e medianas escondem com freqüência um vazio energético subjacente, e não é raro que, após as sessões terapêuticas, o relaxamento seja tão intenso que o indivíduo se sinta anormalmente cansado ou mesmo deprimido. Para prevenir contra essas eventuais reações, nas aulas em grupo pedimos que os alunos se <u>"arranhem" uns aos outros nas costas</u>. Começamos transversalmente entre as omoplatas. Partindo da coluna, as mãos se afastam uma da outra na direção da raiz dos ombros.

Arranhe em seguida de um lado e de outro da linha das espinhosas, de cima para baixo, até chegar ao sacro.

Na região do sacro, insista com arranhões transversais. Ela é com freqüência mal irrigada devido às tensões na massa comum.

Partindo do sacro, arranhe no sentido das fibras dos grandes glúteos. Em seguida, passe para a parte de trás das pernas, até os calcanhares.

N.B. Essa arranhação deve ser enérgica mas não deve ser dolorosa.

Recomeça-se várias vezes, até que a pele se mostre rosada ou, se estivermos arranhando sobre a roupa, até que o paciente tenha uma sensação de calor.

## REFUNCIONALIZAÇÃO DE UM TÓRAX DE TIPO PARADOXAL

Inicialmente, é preciso harmonizar as tensões entre as cadeias posteriores-laterais e as anteriores-medianas, antes de refuncionalizar as estruturas PA e AP.

<u>Começaremos pelas cadeias póstero-laterais cujo pivô primário está na coxofemoral</u>: instale-se em decúbito dorsal, assegurando-se de que dispõe de espaço suficiente dos lados para poder abrir os braços.

Alinhe-se da cabeça aos pés e coloque sua bacia e sua cabeça confortavelmente no chão.

Dobre uma perna com a planta do pé apoiada no chão e depois a outra.

Traga uma das coxas sobre o ventre e segure-a com a mão do mesmo lado, depois a outra.

Aproxime os joelhos com a ajuda das mãos colocadas na sua face externa, porém sem crispar os ombros.

Faça agora o esforço de afastar os joelhos, porém mantendo os pés em contato, opondo-se a esse esforço com as mãos, que impedirão esse afastamento (Fig. 119). Expire durante todo o tempo da contração contrariada. Inspire na fase de relaxamento.

<u>Essas contrações isométricas em curso longo visam relaxar os pelvitrocanterianos, rotadores externos do quadril</u>.

Recoloque os pés no chão, joelhos fletidos, e arranhe o exterior das coxas, das partes laterais das nádegas até o exterior dos joelhos. Alongue-se como quiser antes de passar ao próximo exercício.

Dobre os membros inferiores sobre o abdome em quatro tempos, como no exercício anterior, porém, desta vez, coloque as mãos no interior dos joelhos de modo a separá-los ao máximo. Para _relaxar os adutores_ (Fig. 120) faça o esforço de aproximar os joelhos, opondo-se a isso com as mãos, que novamente devem impedir essa aproximação.

Repita três vezes, associando a expiração ao esforço, entretanto sem usar muita força.

Pode acontecer que este exercício estimule os abdominais e faça subir o púbis. Deixe que isso ocorra.

Recoloque as pernas no chão em quatro tempos e alongue-se.

Sempre em decúbito dorsal, alinhe todas as partes do corpo. _Vamos alongar as cadeias posterior-laterais_ graças a uma postura da ioga (Fig. 121). Vire a cabeça para a esquerda, girando ao redor do eixo raquidiano mantido ereto.

Afaste o braço esquerdo do tronco, fazendo-o deslizar sobre o chão, antebraço em supinação e, sobretudo, _sem elevar o ombro na direção da cabeça. O pescoço deve estar bem livre_. É inútil ir muito alto com o braço: 100º ou 110º são suficientes como angulação. Mantenha a parte de trás dos ombros e o cotovelo no chão e vire o antebraço em pronação, de modo a assentar a palma da mão no chão. Fixe o olhar nessa mão.

Dobre o membro inferior esquerdo e leve-o por sobre o abdome, segurando-o pelo lado de fora do joelho com a ajuda da mão direita, que está livre.

Com a ajuda da mão, leve o joelho para a direita, até que fiquem em torção a bacia, o abdome e a raque dorsolombar.

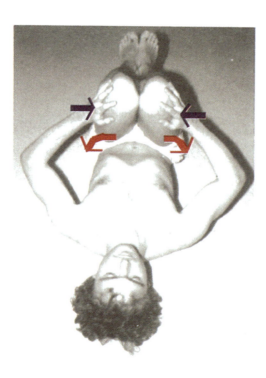 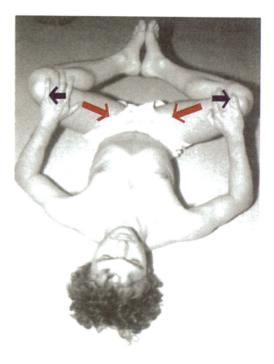

**FIG. 119**

RELAXAR OS PELVITROCANTERIANOS

Aperte os joelhos um contra o outro, com a ajuda das mãos colocadas na sua face externa e sem crispar os ombros. Faça um esforço para afastar os joelhos mantendo, porém, os pés em contato. Resista com as mãos, que não devem deixar os joelhos se abrirem.
Expire durante todo o tempo da contração contrariada. Inspire no tempo de relaxamento.

**FIG. 120**

RELAXAR OS ADUTORES DO QUADRIL

Procure aproximar os joelhos, porém resista com as mãos, não deixando que eles se aproximem.
Repita três ou quatro vezes, sempre associando a expiração ao esforço, porém sem fazer força em excesso.

O alongamento é sentido freqüentemente nos glúteos, nos pelvitrocanterianos e isquiotibiais externos, porém tente prolongá-los pelo tronco, insistindo na descida da parte lateral do tórax, no momento da expiração. Não force, deixe que o joelho desça pouco a pouco para o chão, ajudando com respiração.

Traga-o lentamente para o eixo do corpo e alongue-o com cuidado. Agora você pode baixar o membro superior ao longo do corpo, empurrando-o no eixo dos dedos da mão, como se quisesse "desatarraxar este membro do tórax". Leve a cabeça para a posição neutra e cresça com o eixo antes de girar de volta ao redor da coluna.

A abertura lateral das costelas é devida à atividade dos grandes denteados. Para tanto eles necessitam de um ponto fixo na omoplata. Não é raro, pois, encontrar tensão nos fixadores da omoplata, como acontece no caso do tórax com grandes diâmetros.

Ainda deitado de costas, deslize um calço macio sob a coluna cervical para evitar a inversão de curva.

Coloque uma bola de cada lado, entre a coluna e as omoplatas, sob os trapézios médios e os rombóides, que são recobertos por aqueles.

Dobre os membros inferiores, um de cada vez, posicionando confortavelmente a bacia e delordosando a coluna dorsolombar. _Vamos relaxar os fixadores da omoplata_ (Fig. 122). Segure os cotovelos com as mãos e leve-os para a sua frente, com os braços na vertical. Empurre os cotovelos para cima, até que as omoplatas descolem do chão. É possível fazê-lo sem levar também a coluna vertebral?

Visualize bem a distância entre as omoplatas e a coluna e tente aumentá-la.

Se conseguir fazê-lo, associe a isso a descida do esterno na direção dos pés e do chão durante o tempo expiratório, que você prolongará para manter o alongamento por mais tempo.

Recoloque as omoplatas sobre as bolas na inspiração.

**FIG. 121**

ALONGAMENTO DA CADEIA POSTERIOR-LATERAL ESQUERDA

Evite elevar o ombro na direção da cabeça e mantenha o pescoço livre. Mantenha a parte de trás do ombro e o cotovelo encostados no chão. Tente aumentar o alongamento do tronco, insistindo no fechamento da parte lateral do tórax durante a expiração. Não force. Deixe que o joelho vá, progressivamente, até o chão com a ajuda da respiração.

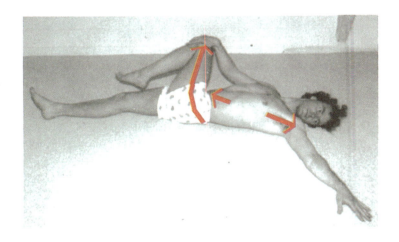

**FIG. 122**

RELAXAR OS FIXADORES DA OMOPLATA

Empurre os cotovelos para o teto até que as omoplatas saiam do chão. Você consegue fazê-lo sem levar também a coluna? Visualize a distância entre as omoplatas e procure aumentá-la. Associe com uma descida do esterno na direção dos pés e do chão, durante a expiração. Prolongue ao máximo o tempo expiratório. Descanse as omoplatas durante a inspiração. Você poderá fazer este exercício usando duas bolas, uma de cada lado, entre a coluna e a omoplata.

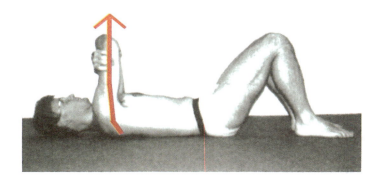

Segure as omoplatas e, cifosando a coluna dorsal alta, sem forçar pescoço e cabeça, mobilize sua coluna e seu tórax em todas as direções. Insista nas inclinações laterais ritmadas para relaxar os intercostais.

Vire de lado, fique de quatro e sente-se com as pernas cruzadas, a bacia apoiada no chão na frente dos ísquios. *Vamos dar comprimento aos músculos da face anterior do tronco* (Fig. 123). Coloque as palmas das mãos verticalmente sobre as nádegas, de cada lado do sacro, com os dedos apontados para o chão, cotovelos fletidos atrás.

Tome consciência de seu eixo vertebral e cresça com ele, abaixando os ombros e levando os cotovelos para trás, para aproximá-los um do outro.

Facilite a abertura transversal do peito, afastando a raiz dos ombros uma da outra. Endireite o esterno para cima e aumente a distância entre o apêndice xifóide e o púbis, para alongar os grandes retos do abdome.

N.B. *A coluna deve arquear-se em bloco sobre a região de D8-D9. Sobretudo não bascule a cabeça para trás, nem faça lordose na coluna cervical.*

Uma vez que achou a posição correta, empurre o maxilar inferior para a frente, expirando a fim de prolongar o alongamento dos músculos anteriores do pescoço. *Ganhe comprimento na inspiração, e mantenha o ganho durante todo o tempo expiratório.*

Mantenha a postura pelo espaço de três ou quatro respirações completas.

Relaxe devagar, começando pela mandíbula, o esterno, os cotovelos e os ombros. Cruze os braços sobre o peito para segurar as omoplatas e enrole-se em cifose, efetuando pequenas rotações do tronco no ritmo do "tique-taque". Não force, e em seguida volte devagar para a posição ereta.

Alongue-se confortavelmente sobre as costas, com um travesseiro sob a cabeça, se for necessário, e a bacia bem posicionada, e arranhe o esterno, no sentido do comprimento.

As tipologias torácicas como esta, de que estamos tratando, são chamadas de paradoxais, pois, enquanto uma parte do tórax inspira, a outra expira. Isso também acontece com as tipologias torácicas de grande diâmetro anteroposterior, porém, neste caso, de modo menos visível globalmente e sobretudo de frente, com uma caixa torácica elevada em bloco.

No presente caso, o paradoxo é visível de frente, o esterno parecendo afundar a cada inspiração, enquanto as partes laterais do tórax se abrem exageradamente.

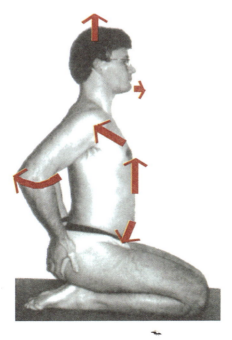

**FIG. 123**

RELAXAR OS MÚSCULOS ANTERIORES DO TRONCO

Eleve o esterno para cima, aumentando a distância entre o apêndice xifóide e o púbis, para alongar os grandes retos abdominais.
A coluna deverá arquear-se em bloco, sobre a região D8-D9.
Atenção: não bascule a cabeça para trás nem faça lordose na cervical.
Facilite a abertura transversal do peito, afastando as partes mais altas dos ombros uma da outra.
Empurre o maxilar inferior para a frente, na expiração.
Ganhe comprimento durante a inspiração e mantenha esse ganho durante todo o tempo expiratório. Mantenha a postura durante três ou quatro ciclos respiratórios.

Na expiração, o esterno afunda ainda mais, enquanto as partes laterais permanecem abertas. *É preciso, então, facilitar a inspiração no nível do esterno e a expiração no nível das partes laterais do tórax.*

Para isso, coloque suas mãos lateralmente sobre o tórax (Fig. 124) orientando-as de modo a poder fechar com facilidade o ângulo de Charpy.

Comece com uma inspiração ligeiramente forçada, e à qual você se oporá contrariando a abertura lateral. A resistência pode ser, às vezes, muito grande, mas você sente que isso facilita a subida do esterno?

Enquanto você expira, aumente o fechamento lateral do tórax. Você sente que isso impede o esterno de descer exageradamente?

É "modelando" progressivamente a sua caixa torácica, em cada uma das fases respiratórias, que você dará às diferentes partes do tórax mais mobilidade ou até mesmo a mobilidade ideal.

Permaneça na mesma posição e respire profundamente várias vezes em seguida, para tomar consciência do que se alterou:

Como se mexe o esterno?

Como se mexem suas costelas?

O conjunto lhe parece melhor coordenado que antes?

Estire-se longamente antes de levantar-se por etapas, passando pela posição de quatro e pela posição de joelhos.

Na posição em pé, com os pés bem "ancorados" no chão, bordos internos paralelos e separados mais ou menos uns 30 cm. Dê alguns passos no lugar. Em seguida, mantendo os joelhos desaferrolhados, faça pequenas flexões rítmicas e rápidas dos joelhos, para despertar o quadríceps e, além disso, reativar a dinâmica de alternância PA-AP, como descrito na Fig. 104. Somente o eixo vertebral permanece vigilante, estando os membros e as cinturas pélvica e escapular relaxados.

Sem transição, passe dessas flexões rítmicas a dar pequenos saltos sobre as pontas dos pés, e finalmente, torções laterais no lugar como no *slalom* (Fig. 125).

**Este trabalho rítmico em torção permite equilibrar as tensões nas cadeias cruzadas AL e PL, pela alternância do movimento.**

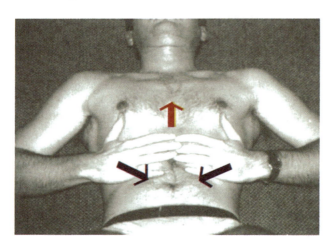

**FIG. 124**
MODELAGEM DO TÓRAX
Oponha-se à abertura lateral do tórax na inspiração.
Enquanto expira, aumente o fechamento lateral do tórax.

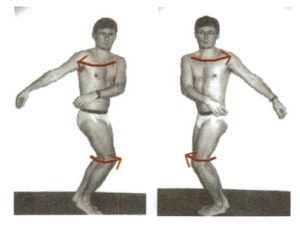

**FIG. 125**
EQUILÍBRIO DAS TENSÕES NAS CADEIAS CRUZADAS AL E PL
Salte sobre as pontas dos pés fazendo "slalom" (movimento do esquiador).
Esse trabalho rítmico em torção permite reequilibrar as tensões nas cadeias cruzadas AL e PL, pela alternância no movimento dos membros.

# LIBERAÇÃO DE UM TÓRAX BLOQUEADO EM EXPIRAÇÃO

É no nível das "ancoragens" mais baixas de AL que é preciso começar a trabalhar, mais exatamente em seu pivô-primário, que se situa na coxofemoral, que AL fixa em flexão e rotação interna do fêmur sob uma contranutação dos ilíacos.

Sente-se, de preferência, com as costas apoiadas contra a parede. Pegue com as mãos (e não com as pontas dos dedos), os tecidos moles do exterior da sua coxa. No início, faça com delicadeza (Fig. 126). *Vamos trabalhar a fáscia lata ou tracto iliotibial que é um ponto-chave para o equilíbrio das tensões entre as cadeias AL e PL nos membros inferiores.* Com uma das mãos em seguida à outra, você fará uma *"prega de pele"* longitudinal, no sentido das fibras dessa faixa aponevrótica, e em seguida descole levemente a pele, perpendicularmente à superfície da coxa.

Isto costuma ser muito doloroso. Vá ajustando a tração das mãos e, quando ficar menos doloroso, depois de descolar a pele, você poderá puxá-la longitudinalmente, afastando as mãos uma da outra.

Será então possível *"torcer"* essa prega de pele (Fig. 127): torcendo para trás, com a mão que está mais próxima da raiz do membro (isto é, em rotação externa) e para a frente, com a mão que está mais distanciada (em rotação interna).

Você estará assim agindo no sentido da torção fisiológica dos tecidos, quando há equilíbrio tônico entre todas as cadeias miofasciais.

Trabalhe assim ao longo de todo o comprimento do trato iliotibial, da tuberosidade externa da tíbia até o grande trocanter.

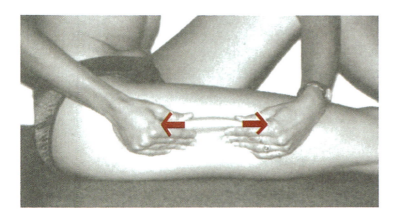

**FIG. 126**

TRABALHO SOBRE O TRACTO ILIOTIBIAL OU FAIXA DE MAISSIAT

Segure amplamente com toda a superfície das mãos, porém com suavidade, os tecidos moles do exterior da coxa.
Com uma mão depois da outra, fazendo uma prega longitudinal, descole a pele perpendicularmente à superfície da coxa. Pode ser muito dolorido. Adapte a força da tração até que você possa descolar a pele e tracioná-la longitudinalmente, afastando as mãos uma da outra.

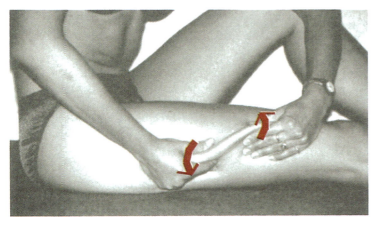

**FIG. 127**

PREGA DE PELE EM TORÇÃO

É possível torcer a prega de pele para trás (em rotação externa), com a mão que se encontra mais próxima da raiz da coxa, e para a frente (em rotação interna), com a mão distal.
Você estará seguindo o sentido da torção fisiológica dos tecidos, quando existe equilíbrio tônico entre todas as cadeias miofasciais.

Termine fazendo *arranhadelas longitudinais*.

Deite-se confortavelmente no chão e alinhe as diferentes partes do corpo. Se necessário, eleve a bacia, para recolocá-la. Os membros inferiores devem estar em planos paralelos, que passam pelo meio das nádegas.

Flexione a perna direita, de maneira a colocar o calcanhar na altura da tuberosidade tibial da outra perna, que continua no chão.

Assegure-se de que a planta do pé está bem apoiada no chão, sem tensões.

Segure o ilíaco direito, com os dedos, abaixo da crista, e o polegar na espinha ilíaca ântero-superior (Fig. 128).

Sem esforço excessivo, leve esse ilíaco em retroversão e deixe que ele volte naturalmente. É possível?

Repita a operação várias vezes, para sentir e integrar bem o movimento desse osso.

Retire a mão e tente fazer a retrobáscula desse ilíaco ativamente, visualizando a abertura da virilha.

A espinha ilíaca anterior e superior deve afastar-se do fêmur, para cima e para trás. Deixe-a voltar, recomece novamente algumas vezes. Pode parecer impossível no início. Não force, tente sentir o movimento.

<u>*Você vai tentar aumentar a abertura da virilha*</u> (Fig. 129), retrovertendo o ilíaco e empurrando a coxa no eixo de seu joelho, na inspiração.

N.B. O ilíaco deve permanecer em retrobáscula quando você empurra a coxa no eixo do joelho.

Relaxe na expiração. Repita algumas vezes.

Alongue essa perna e confira suas novas sensações.

Com sente o lado trabalhado?

Faça a mesma coisa do lado esquerdo, depois espreguice com vontade, antes de passar ao exercício seguinte.

Flexione uma das pernas, levando o pé à altura da tuberosidade tibial oposta, flexione a outra, colocando o pé paralelo ao outro, com uma distância entre eles igual à distância entre o meio das duas nádegas. Reposicione a bacia, se necessário, para que a posição dos

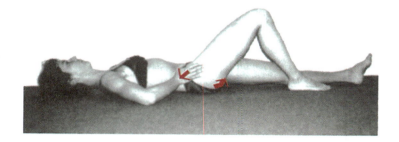

**FIG. 128**

RETROBÁSCULA PASSIVA DO ILÍACO
Segure o osso ilíaco com os dedos sob a crista e polegar na espinha ilíaca anterior-superior. Sem muita força, conduza-o para a retroversão e depois deixe que volte por si só.

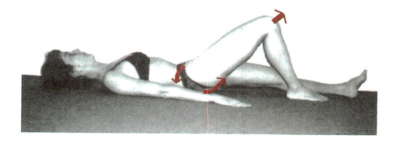

**FIG. 129**

ABERTURA DA PREGA DA VIRILHA
Procure aumentar a abertura da virilha retrovertendo o ilíaco e empurrando a coxa no prolongamento do eixo do joelho, durante a inspiração. Relaxe na expiração.
N.B. O ilíaco deve permanecer em retrobáscula quando você empurra a coxa para a frente e para cima.

membros inferiores possa ser mantida sem esforço e, sobretudo, para diminuir as tensões abdominais.

*Vamos poder relaxar a região abdominal usando a pele*. Essa manobra se realiza em seis tempos sucessivos. Comece da direita para a esquerda, *seguindo o sentido do trânsito intestinal*.

Pegue, com as duas mãos, a pele do abdome, do lado direito e lateralmente, *entre a crista ilíaca e a parte mais baixa da caixa torácica* (Fig. 130). Tracione essa pele para fora e mantenha a tração durante três respirações completas. Se a pele tende a escapar dos seus dedos, será preciso reajustar a maneira de pegar.

Desloque a "pegada", apanhando a pele *ao longo do ângulo de Charpy* (Fig. 131) e repita a que fez anteriormente.

N.B. É possível, dependendo do sentido dado à tração, prolongá-la até o ligamento falciforme, que suspende o fígado ao diafragma e junta-se à vesícula biliar. Não é raro que a vesícula reaja, esvaziando-se com um ruído característico.

Pegue a pele dentro e *perto do vértice do ângulo de Charpy*, sempre ainda do lado direito (Fig. 132) e tracione da mesma forma.

Passe para o lado esquerdo, pegando a pele dentro e *próximo do vértice do ângulo de Charpy* (Fig. 133). N.B. Neste ponto a tração pode agir sobre o estômago.

Desça sempre *dentro do ângulo de Charpy, mas em sua parte inferior e lateral*, na quinta "pegada" (Fig. 134), e, finalmente, *entre a parte inferior da caixa torácica e a crista ilíaca esquerda*, para a 6ª e última "pegada" (Fig. 135).

O relaxamento se prolonga até o cólon, em suas três partes, e o efeito sobre as sensações de abdome estufado é radical.

Costumo utilizar essa tração da pele *no sentido das fibras dos grandes retos do abdome para relaxá-los*. Basta, neste caso, afastar progressivamente as duas mãos, uma da outra, um pouco mais a cada inspiração e manter esse ganho de comprimento durante a expiração, para conseguir seu rápido relaxamento (Fig. 136).

RELAXAR A REGIÃO ABDOMINAL, LADO DIREITO

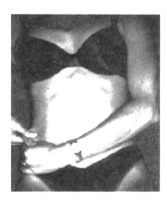

**FIG. 130**

Segure com as duas mãos a pele do abdome, do lado direito, e lateralmente, entre a crista ilíaca e a parte baixa da caixa torácica. Tracione a pele para o exterior e mantenha a tração durante três ciclos respiratórios.

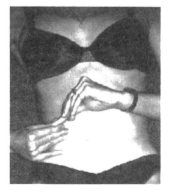

**FIG. 131**

Segure a pele ao longo da borda inferior do gradil costal, dentro do ângulo de Charpy e repita a mesma manobra.
Dando uma certa direção à tração, é possível prolongá-la até o ligamento falciforme que suspende o fígado ao diafragma e junta-se à vesícula biliar.

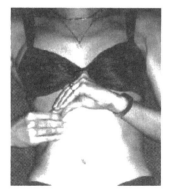

**FIG. 132**

Segure a pele no interior e perto do vértice do ângulo de Charpy, porém permanecendo com as duas mãos do lado direito. Tracione do modo como fez anteriormente.

## RELAXAR A REGIÃO ABDOMINAL, LADO ESQUERDO

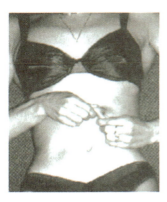

**FIG. 133**
Passe para o lado esquerdo, segurando a pele no interior e perto do vértice do ângulo de Charpy. Nesse ponto estaremos agindo sobre o estômago se prolongarmos a tração em profundidade.

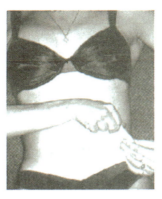

**FIG. 134**
Continue descendo por dentro do ângulo de Charpy, na sua parte inferior e lateral. Repita a manobra.

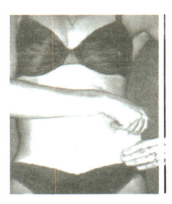

**FIG. 135**
Finalmente, entre as costelas flutuantes e a crista ilíaca. Repita a manobra. A sensação de relaxamento atinge as paredes do cólon em suas três porções, com bons resultados sobre um ventre dilatado por fermentação intestinal.

*Para alongar toda a cadeia anterolateral*, dobre a perna esquerda com a planta do pé apoiada no chão e passe a perna direita por baixo dela. Pegue o pé direito com a mão esquerda, alongue novamente a perna esquerda e tente colocar a coxa direita paralela à esquerda, sem anteversão da bacia, que será mantida em retroversão ativamente.

Isso é possível? Não force, não vá além da posição que permita ainda o controle da bacia. (Talvez sejam necessárias sessões individuais com o fisioterapeuta!)

Vire a cabeça para a direita e leve o braço direito acima da cabeça.

Agora, aproveite a expiração para empurrar o cotovelo direito e o joelho direito em direções diametralmente opostas, para abrir a lateral direita (Fig. 137). Visualize bem a abertura da virilha e a do flanco direitos. Não force, não vá até os limites de suas possibilidades do momento e recomece o exercício mais quatro ou cinco vezes.

Volte bem devagar, começando com o braço, descendo-o ao longo do corpo e empurrando-o no eixo para decoaptar a articulação escapuloumeral. Em seguida leve a cabeça à posição no eixo, procurando o autocrescimento deste.

Dobre a perna esquerda, para poder retirar mais facilmente a perna direita que está sob ela.

**FIG. 136**

**RELAXAR OS GRANDES RETOS DO ABDOME**

Tracione a pele no sentido das fibras dos grandes retos do abdome.
Basta afastar as mãos uma da outra, progressivamente, e sempre um pouco mais a cada inspiração e manter o ganho em comprimento durante a expiração.

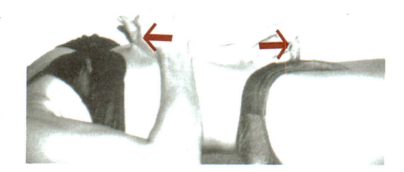

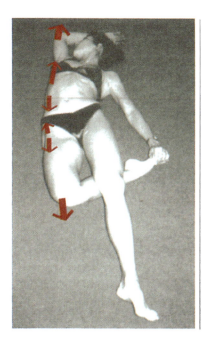

**FIG. 137**

POSTURA GLOBAL DE INIBIÇÃO DAS TENSÕES NA CADEIA ANTERIOR-LATERAL

Nessa posição, aproveite a expiração para empurrar o cotovelo direito e o joelho direito em direções diametralmente opostas, para abrir o flanco desse lado.
Controle a bacia para limitar sua anteversão.
Visualize bem a abertura da virilha e do flanco. Não force, fique aquém de suas possibilidades. Repita quatro ou cinco vezes.

Alongue-a e fique alguns instantes nessa posição, para apreciar as diferenças entre o lado trabalhado e o outro. Inspire com força e sinta se o tórax reage da mesma maneira à esquerda e à direita. Repita o exercício com o outro lado.

Alongue-se da cabeça até as pontas dos dedos das mãos e dos pés antes de passar ao próximo exercício.

Nessa tipologia, as partes laterais e inferiores do tórax estão atracadas na bacia e somente a parte ântero-superior consegue inspirar. _É necessário então dilatar o perímetro inferior e lateral do tórax_, porém a cadeia anterior-lateral (AL) é uma cadeia de defesa, que não suporta bem ser estirada. É preferível, num primeiro momento, "ir no sentido da lesão" como dizem os osteopatas, encurtando-a ainda mais para suscitar uma reação contrária do próprio corpo.

Para isso, coloque suas duas mãos sobre o lado direito do tórax, uma atrás e lateralmente, a outra na frente, com os dedos apontados para o umbigo (Fig. 138).

A cada expiração pressione com as mãos fechando cada vez mais esse lado do tórax.

Pense no fígado e na posição a que essa manobra de suas mãos o conduz: "Ele se enrola sobre a vesícula biliar".

Feche o tórax até sentir uma resistência, como se o tórax quisesse empurrar de volta as suas mãos.

Quando sentir que o desejo de abertura torna-se premente, aproveite uma inspiração profunda, solte a pressão das mãos e "aspire" esse lado do tórax para dentro de suas mãos para ampliar sua dilatação.

Descanse os braços ao longo do corpo e confira as novas sensações, antes de fazer a mesma coisa no outro hemitórax. Freqüentemente, a sensação de abertura é impressionante.

Falta ainda **facilitar a descida, na fase expiratória, da parte ântero-superior do tórax**, que, nessa tipologia compensa as limitações de ampliação lateral durante a inspiração.

Coloque suas mãos de cada lado do ângulo de Charpy, os dedos prontos a pegar o bordo inferior desse ângulo (Fig. 139).

Ao inspirar, facilite ao máximo a abertura desse ângulo e, em seguida, na expiração, segure-o por baixo e oponha-se ao seu fechamento.

Você pode sentir uma depressão na parte superior do tórax, como resultado disso?

Repita esse trabalho de modelagem durante alguns ciclos respiratórios, repouse os braços e avalie os resultados.

Aproveite essa nova mobilidade torácica e impregne-se dela mentalmente.

Arranhe seu esterno de cima para baixo e alongue todo o corpo, espreguiçando-se.

Segure as pontas dos pés com as mãos e empurre os calcanhares para o teto até enrolar-se e, se possível, deixar apoiada no chão apenas a zona de D8-D9. Não force a flexão anterior da cabeça. Esta postura favorece a recolocação e centragem em AM (Fig. 140).

**FIG. 138**

ABERTURA DE UM HEMI-TÓRAX

Coloque as mãos sobre o lado direito do tórax, uma delas mais atrás e lateralmente e a outra na frente, com os dedos apontados para o umbigo. Pressionando as mãos, aproveite a expiração para fechar cada vez mais o hemitórax, até que você sinta que o tórax passa a resistir e até mesmo a "empurrar" as suas mãos.

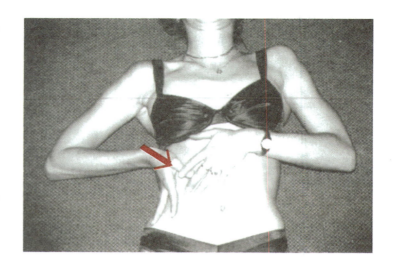

Escolha o bom momento, isto é, quando a necessidade de abertura for mais preemente e, aproveitando-se de uma inspiração, relaxe a pressão das mãos e "aspire" esse hemitórax para dentro delas, aumentando sua dilatação.

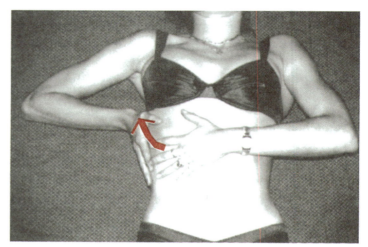

**FIG. 139**

MODELAGEM TORÁCICA

Coloque as mãos de cada lado do ângulo de Charpy, com os dedos quase agarrando o bordo inferior desse ângulo.
Ao inspirar, facilite a máxima abertura desse ângulo. Na expiração, agarre-o por baixo e oponha-se ao seu fechamento.

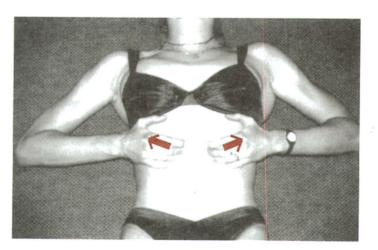

Balance ligeiramente em todas as direções, procurando continuar em equilíbrio sobre D8-D9, depois deixe cair o corpo enrolado para um dos lados e permaneça um pouco nessa posição abraçada aos joelhos (Fig. 141).

Quando decidir, passe à posição de quatro, antes de levantar-se lentamente e terminar com algo dinâmico baseado em vibração como para a tipologia anterior.

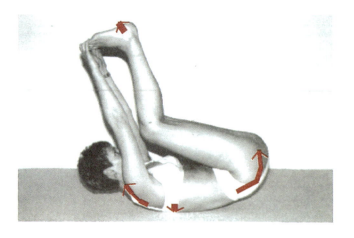

**FIG. 140**

POSTURA QUE FAVORECE AM

Segure as pontas dos pés e empurre os calcanhares para o teto até enrolar o tronco e deixar apenas D8-D9 (se possível) apoiadas no chão. Não force a flexão anterior da cabeça.

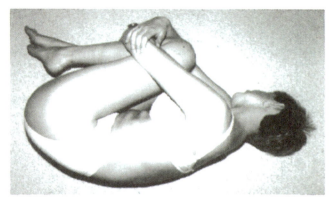

**FIG. 141**

POSIÇÃO EM "TRAVA DE FUSIL"

Deixe-se rolar para um lado e permaneça alguns instantes nessa posição com os joelhos presos e fletidos contra o peito.

# REESTRUTURAÇÃO DE UM TÓRAX ASTÊNICO

Este tórax se distingue de todos os outros que analisamos anteriormente, porque não está submetido a tensões excessivas, mas é vítima de uma **carência de atividade em certas cadeias**. Como já falamos antes, essas tipologias conseguem manter-se de pé suspendendo-se a certos ligamentos e certas fáscias (a fáscia ilíaca e a fáscia endotorácica, para citar apenas essas duas).

Como verdadeiras órfãs, não parecem ter integrado em seu corpo a cadeia anterior-mediana AM e a posterior-mediana PM naquilo que têm de útil para a estática.

No que se refere à respiração, nessa tipologia não existe suficiente apoio vertebral por falta de vigilância dos músculos eretores do eixo. Será preciso acordar esses eretores através de exercícios apropriados e freqüentemente repetidos. É preciso lembrar que esses músculos agem de maneira intermitente e não devem ser musculados, porém estimulados no ritmo e no movimento.

*Trabalharemos inicialmente as sensações de apoio no chão e o "desaferrolhamento" dos joelhos* (Fig. 142): de pé, com os pés paralelos, relaxe-se e, com os olhos fechados, confira a maneira como seus pés se apóiam no chão. Os joelhos estão relaxados ou tensionados, em flexão ou em recurvatum?

Equilibre-se em um só pé, com o joelho ligeiramente fletido. Desloque o outro pé para trás, de modo a pousar o dorso das primeiras falanges dos artelhos no chão.

Balance esse pé de um lado para outro, para que as primeiras falanges de todos os artelhos toquem o chão alternadamente.

Com isso você estará massageando o dorso dessas falanges, o que é freqüentemente doloroso.

**FIG. 142**

RELAXAR OS EXTENSORES DOS ARTELHOS
Coloque-se em equilíbrio sobre um dos pés, com o joelho ligeiramente fletido. Desloque o outro pé para trás, de modo a poder colocar o dorso das primeiras falanges contra o chão.
Oscile o calcanhar de um lado para o outro, para fazer com que as primeiras falanges de todos os artelhos toquem o chão.

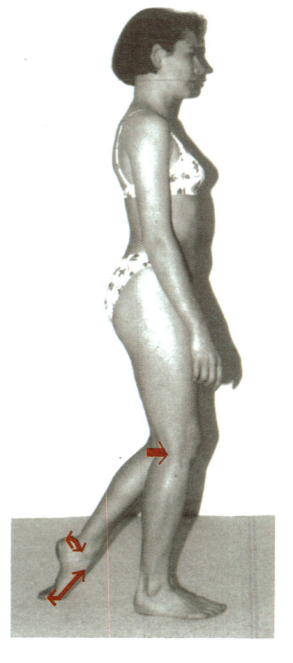

Esse exercício permitirá relaxar os extensores dos artelhos que têm tendência a nos achatar, transferindo o apoio do pé para a parte de trás.

Traga os dois pés paralelos e confira as sensações, sempre de olhos fechados. Você sente que a pulsão trabalhada é diferente da do outro lado? Trabalhe o outro lado da mesma maneira.

Caminhe pela sala, adotando um passo militar, isto é, elevando bem alto os joelhos e socando o chão com as pontas dos pés, num primeiro tempo.

Em seguida, bata no chão com os bordos internos, depois os externos e, enfim, com os calcanhares.

Continue a caminhar analisando a maneira como os seus pés abordam o chão.

Quando parar, coloque os pés paralelos, afastados um do outro o equivalente à distância entre o meio dos dois glúteos. Conscientize-se do apoio dos pés no chão. Desaferrolhe os joelhos até fleti-los ligeiramente, para aumentar o apoio no chão (Fig. 143). Sua bacia não deve estar nem antevertida nem retrovertida. Abra as palmas das mãos e volte-as para o chão imaginando-as apoiadas sobre travesseiros de ar. Os cotovelos estão fletidos também.

A cada inspiração, empurre o chão com uma das pernas e depois com a outra e, em seguida, com as duas. Relaxe durante a expiração.

Nota: Não chegue até a extensão completa dos joelhos nesse exercício. Enquanto eles continuarem ligeiramente fletidos, a ação de empurrar o chão engendra uma ereção vertical da coluna vertebral, enquanto os joelhos em extensão se colocam facilmente em recurvatum e essa impulsão vertical se transforma em propulsão anterior. Faça você mesmo a experiência.

Você sente que, ao empurrar o chão, sua coluna se erige? (se alonga para cima). Repita essa experiência até que isso se torne automático.

Faça agora pequenas flexões rítmicas e rápidas dos joelhos, para despertar os quadríceps, como descrito na Fig. 104.

_Esses exercícios estimulam também os músculos eretores do eixo e põem em movimento a dinâmica de alternância entre PA e AP_. Há vários outros exercícios apropriados para os indivíduos astênicos. É preciso não esquecer que:

*A refuncionalização do quadríceps, isto é, recolocá-lo em sua função de defesa convexitária dos joelhos é uma das chaves da ótima utilização corporal.*

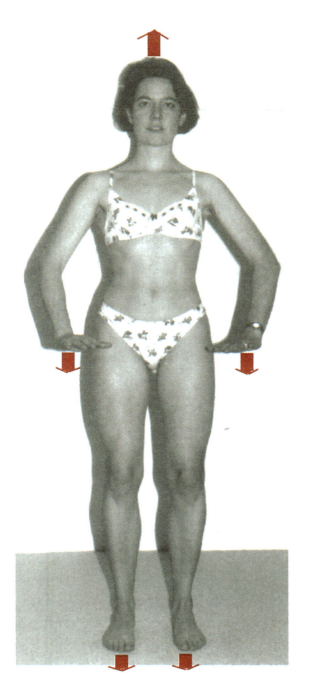

**FIG. 143**

APRENDER A EMPURRAR O CHÃO E O AR

Os joelhos estão ligeiramente fletidos, a bacia em posição neutra, nem em anteversão nem em retroversão. Cotovelos fletidos, palmas das mãos abertas e voltadas para o chão.
A cada inspiração, empurre o chão com os pés e o ar com as mãos. Relaxe durante a expiração.

Por outro lado, *o psoas é flexor da coxofemoral e lordosante da coluna lombar. Limita por essa razão a extensão coxofemoral assim como o recuo da coluna lombar.* É por essa razão que esse músculo mostra-se freqüentemente tenso e dolorido, em reação a um excesso de extensão coxofemoral de certas tipologias, resultado da ação dos pelvitrocanterianos e glúteos ou então de um desabamento posterior do segmento declive dorsolombar.

O erro mais freqüente nesses casos é alongar o psoas, já que é o excesso de tensão nos músculos responsáveis pela fixação em extensão coxofemoral ou nos responsáveis pelo desabamento do segmento declive que será preciso eliminar.

No caso de uma tipologia chamada AP astênico, a massa pélvica está transladada para a frente e permanentemente apoiada nos psoas, que deixam de ser suficientemente vigilantes e não conseguem mais fletir o quadril e recuar a massa pélvica.

*A refuncionalização dos quadríceps vai passo a passo com a refuncionalização dos psoas, que são as defesas convexitárias das articulações coxofemorais.*

<u>Você vai acordar os seus músculos psoas</u> (Fig. 144). De pé, com os pés paralelos e os joelhos desaferrolhados, tente movimentar a bacia ao redor das articulações coxofemorais, realizando várias anteversões e retroversões sucessivas.

Se conseguir fazê-lo sem dificuldades, passe à fase seguinte.

Mantendo os joelhos fletidos, incline-se levemente para a frente e tente "puxar" os ísquios para trás, enquanto empurra o topo da cabeça para a frente, alongando os braços, como se fosse apanhar um objeto que está à sua frente, porém afastado. Repita diversas vezes sem forçar, voltando sempre à posição de partida.

N.B. Evite lordosar excessivamente a lombar, e evite bascular a cabeça para trás ao expirar. Se possível, controle a posição da coluna tentando mantê-la ereta.

Relaxe caminhando no lugar. Sempre em posição em pé, feche os olhos e faça um inventário mental do seu eixo raquidiano, começando na cabeça.

• a cabeça está bem posicionada, com o olhar na horizontal?
• você consegue recuar a coluna cervical sem dificuldade?

- está bem consciente do eixo vertebral?
- consegue alongar e erigir sua coluna sem esforço?
- de onde parte esse impulso?

*Agora use seus braços para representar uma costela completa e faça a mímica dos seus deslocamentos durante a respiração*. Vamos escolher, digamos assim, a 6ª ou 7ª costela (Fig. 145). Cruze os dedos das mãos, que irão representar o esterno. Dê ao antebraço e braço uma torção e uma inclinação a mais próxima possível da real torção de uma costela.

Tente sentir de dentro o movimento de suas costelas e de seu esterno. Passe então a fazer a mímica desse movimento com os braços e mãos. Amplie o movimento de seus braços progressivamente até sentir que ele amplia o movimento das costelas, tanto na inspiração quanto na expiração.

Deixe cair os braços e continue a respirar com grande amplitude, ficando bem atento à mobilidade de sua caixa torácica.

Bata com as pontas dos dedos nas costelas, para que ressoe nos ossos do tórax, na frente, atrás, dos lados, onde for possível.

Respire novamente e permaneça atento ao movimento das costelas. Não lhe parece que está mais amplo?

*A tomada de consciência da mobilidade diafragmática através da mímica*, que já utilizamos para a tipologia bloqueada em inspiração (Fig. 100) é muito útil também no caso

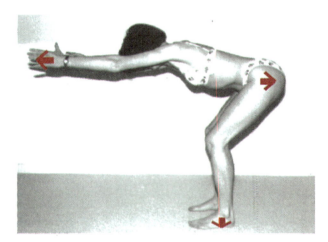

**FIG. 144**
ACORDAR OS PSOAS
Mantendo os joelhos fletidos, tente puxar os ísquios para trás enquanto alonga os braços para a frente, evitando a lordose exagerada da região lombar.

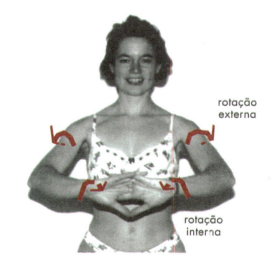

**FIG. 145**
MÍMICA DO MOVIMENTO DAS COSTELAS
Cruze os dedos. Suas mãos serão o esterno, os antebraços e os braços serão uma costela à qual você imprimirá uma torção e uma inclinação, conforme a figura. Num primeiro tempo, procure perceber, a partir do interior de seu corpo, o movimento das costelas e do esterno para ser capaz de fazer a sua mímica. Num segundo tempo, amplie o movimento dos braços, até poder sentir que ele amplia também o movimento de suas costelas.

140

que estamos considerando. O diafragma não encontrando resistência na altura da fáscia endotorácica, por causa da carência de ereção vertebral reflexa, adquire o hábito de contentar-se com o primeiro tempo de sua contração e simplesmente descer o seu centro.

Como descrito na Fig. 100 fique em pé e coloque as mãos superpostas diante de si, na altura do tórax, com os cotovelos abaixados.

Na inspiração, comece fazendo descer as mãos, que representam o centro frênico. Faça com que elas deslizem uma sobre a outra, para diminuir a distância entre os cotovelos e reproduzir o encurtamento das fibras musculares do diafragma.

Num segundo tempo, interrompa a descida das mãos, suba e afaste os cotovelos para reproduzir a elevação das costelas.

– Na expiração, baixe os cotovelos aproximando-os do tronco, enquanto faz subir as mãos e deslize-as aumentando a distância entre elas.

_Terminaremos com um exercício de síntese, que associa o autocrescimento reflexo à inspiração_ (Fig. 146). Ainda em pé, pés paralelos e bem apoiados no chão.

Empurre o chão para poder crescer e associe essa ereção vertebral à inspiração. Parece correto?

Coloque seus braços como se estivesse abraçando uma grande bola, traga as mãos na direção do umbigo, como se para trazer todo o ar que está ao seu redor para o ventre, para enchê-lo ao mesmo tempo que enche os pulmões.

Isso faz despertar o controle do aumento de pressão no abdome, realizado pelo músculo transverso e _favorece a respiração torácica posterior_. Lembremo-nos, a esse respeito, de que não é na frente que existe um maior número de alvéolos mas na parte de trás da caixa torácica.

Na expiração relaxe o esforço de autocrescimento e afaste as mãos do abdome, como para deixar sair o ar.

Termine essa série de exercícios ficando atento à sua respiração, ao seu eixo vertebral enquanto caminha pela sala. Talvez você consiga perceber o movimento de ereção vertebral que ocorre a cada vez que o calcanhar bate no chão.

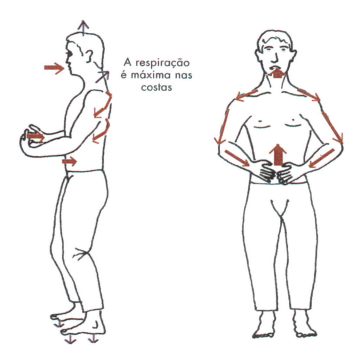

**FIG. 146**
INTEGRAÇÃO DO INSPIRAR PELO GESTO CORRETO
A respiração é máxima nas costas.

# CONCLUSÃO

As séries de exercícios que acabo de lhes propor para cada uma das tipologias é apenas uma tela de fundo a ser bordada com todos os outros recursos que se pode usar para melhorar a respiração no quadro de uma terapia globalista ou de "terreno". É possível também organizá-las de modo diferente em função do que pretendemos.

Insisto que esses exercícios não substituem naturalmente as técnicas de fisioterapia de urgência, que se praticam em hospitais nos casos agudos. Porém, tenho certeza de que são recursos complementares. Podem ser usados a título preventivo ou após sessões individuais de tratamento como readaptação funcional.

No ensino das cadeias musculares, ministrado por Denys-Struyf e sua equipe, da qual faço parte, são propostas numerosas maneiras de trabalhar. Algumas cabem no quadro das terapias individuais, nas quais o terapeuta age pelo paciente. São manobras de massagens, de técnicas reflexas, de posturas globais de alongamento ou, mais localmente, contrações isométricas contra resistência. Mencionarei, por fim, o que G.D. Struyf chama as "afinações", que consistem em voltar a dar a cada músculo de uma cadeia, relativamente aos das cadeias vizinhas, o melhor ponto fixo para sua boa fisiologia.

Outros exercícios são propostas num quadro educativo para que o próprio indivíduo possa assumir a gestão de suas próprias cadeias.

Escolhi propor um trabalho educativo, através de exercícios abordáveis por um número maior de pessoas e sem risco. Na realidade as técnicas "curativas" são mais delicadas e, sobretudo, não existem receitas, mas sim uma adaptação para cada caso, o que se tornaria impossível de transmitir por escrito.

*Estou convencido de que, à exceção de certas doenças, o caso agudo corresponde freqüentemente ao desenlace de uma disfunção crônica. O conhecimento das cadeias musculares e das tipologias respiratórias que são resultado de seus excessos, reduz consideravelmente a responsabilidade do acaso em um grande número de patologias, e não apenas respiratórias.*

*É desejável assumir um tratamento preventivo a cada vez que o terreno parecer deficiente, a ponto de conduzir mais cedo ou mais tarde à doença.*

# REFERÊNCIAS BIBLIOGRÁFICAS

BARRAL J-P. *Manipulations viscérales 2*. Paris, Maloine, 1987.
BEAUTHIER J-P e LEFEBVRE Ph. com a participação de LEURQUIN Fr., *Traité d'anatomie (de la théorie à la pratique palpotoire)*. Bruxelas, De Boeck-Université, 1990.
BENAZERAF C. *Les chagrins de la peau*. Paris, Grasset, 1994.
BIENFAIT M. *Les fascias*. Bordeaux, Société d'édition "Le Pousoé", 1982.
CAMPIGNION Ph. "*Apport de la technique des chaînes musculaires et articulaires de Madame Godelieve Denys-Struyf dans notre pratique courante*". Recueil du congrès de l'A.M.I.K, La Rochelle, 1987. "*Les typologies cervicales*". Recueil du congrès de l'A.M.I.K, Bordeaux, 1989. "*Comportement diaphragmatique dans les typologies respiratoires*". Recueil du congrèes de l'A.M.I.K., Paris, 1995.
DENNYS-STRUYF G. *Les chaînes musculaires et articulaires*. Bruxelas, I.C.T.G.D.S., 1987. (*Cadeias musculares e articulares*. São Paulo, Summus, 1995.) *Le manuel du mézièriste. Tome 1 et 2*. Paris, Ed. Fison-Roche, 1995 e 1996.
DEPREUX R. e LIBERSA C. *Anatomie, schémas de travaux pratiques*. Paris, Vigot, 1988.
DESSE J. "*Essai de rééducation d'un enfoncement sternal chez un jeune enfant*". Recueil du congrès de l'A.M.I.K., La Rochelle, 1987.
GOSLING J-A., HARRIS P-F., HUMPHERSON J-R., WITHMORE I. e WILLIAN P-L-T. *Human anatomy*. Londres, GB, Gower Medical Publishing, 1990.
KAHLE W., LEONHARDT H., PLATZER W. *Anatomie*. Edição francesa dirigida por CABROL C. Paris, Flammarion Médecine-Science, 1978.
KAPANDJI I-A. *Physiologie articulaire (Schémas commentés de mécanique humaine) 2ème éd.*, Paris, Maloine S.A., 1968.
KELEMAN S. *Emotional anatomy*. Berkeley, California, USA, CenterPress, 1985. (*Anatomia emocional*, São Paulo, Summus, 1992)
LANZA B., AZZAROLI-PUCETTI M-L., POGGESI M. e MARTELLI A. *Le Cere Anatomiche della Specola*. Firenze, Itália, Arnaud Editore, 1993.
LOWEN A. *La bio-énergie*. Traduzido do inglês por FRUCTUS M., "*Le corps à vivre*". Dirigido por DONNARS J., Tchou, 1976.
LITTLEJOHN J-M. *Mécaniques de la colonne vertébrale et du bassin*. Apresentado por WERNHAM J. à escola européia de osteopatia de Maidstone GB.
MEZIERES F. *Gymnastique statique*. Paris, imprimerie polyglotte Vuibert, 1947.
NETTER F.D. *Atlas of human anatomy*. Summit, New Jersey, USA, Ciba-Geigy Corporation, 1990.
PIRET S. et BEZIERS M-M. *La coordination motrice*. Paris, Masson, 1971.
ROUVIERE H. e DELMAS A. *Anatomie humaine, 13ème éd.*, Paris, Masson, 1992.
SAMSON e WRIGHT. *Physiologie appliquée à la médecine, 2ème éd. française*. Paris, Flammarion médecine-sciences, 1980.
SOUCHARD Ph-E. *Le diaphragme*. Paris, Maloine S.A., 1980. *Méthode Mézières*, Paris, Maloine S.A., 1979.
De SEZE S. e DJIAN A. *La radiographie vertébrale. 5ème éd.*, da série Diagnostic au service du généraliste par de Visscher A. Paris, Maline S.A., de SOUZENELLE A. *Le symbolisme du corps humain*. Paris, Albin Michel.
TESTUT. *Traité d'anatomie humaine. 6ème éd.*, Paris, éditions Octave Doin et fils, 1912.
TESTUT e JACOB. *Traité d'anatomie topographique. 3ème éd.*, Paris, éditions Octave Doin et fils, 1914.
UPLEDGER J.E. *Thérapie crânio-sacrée*. Paris, IPCO.

**Cursos e formações:**
de **Françoise Mézières** e de **Philippe Souchard**, Saint Mont, 1977 a 1978;
de Cadeias Musculares e Articulares, de **Godelieve Denys-Struyf**, Wégimont, de 1980 a 1981;
de formação em "escuta e relação terapêutica" com **Françoise Blot**, 1994 e 1995;
estágio de ginástica holística dirigido por **Marie-Joseph Guichard**, verão de 1987.

**Intercâmbio com:**
**Ivaldo Bertazzo**, a quem admiro por seu talento em transmitir diferentes vivências corporais e seu conhecimento mais do que sutil do movimento;
**Alain D'Urset e Dong van Hung**, que muito me ensinaram sobre a utilização de meu próprio corpo;
aos terapeutas dos métodos de **Ehrenfried, Moshe Feldenkrais**, de eutonia de **Gerda Alexander**, do método **Mattias Alexander**, do ioga, do Gi Qong e do Tai Chi Chuan...

Agradecimentos a **Benoît Lesage**, que me permitiu verificar certas noções pela dissecção, e ao **professor Guyot** da faculdade de Besançon, que me autorizou gentilmente a fazer uso do seu laboratório de anatomia.